U0165193

生命的重建

Love Yourself, Heal Your Life Workbook

心灵疗愈篇

【美】 露易丝·海◎著

张晰綪◎译

中国宇航出版社

·北京·

版权所有　侵权必究

LOVE YOURSELF HEAL YOUR LIFE WORKBOOK

By Louise L. Hay

Copyright © 1990 by Louise L. Hay

Original English language publication 1990 by Hay House, Inc., in California, USA.

The simplified Chinese translation rights arranged through InterLicense, Ltd. and Rightol Media

（本书中文简体版权经由锐拓传媒取得　Email:copyright@rightol.com）

All rights reserved

本书中文简体字版由著作权人授权中国宇航出版社独家出版发行，未经出版者书面许可，不得以任何方式抄袭、复制或节录书中的任何部分。

著作权合同登记号：图字：01-2023-6206号

图书在版编目（ＣＩＰ）数据

　　生命的重建. 心灵疗愈篇 ／（美）露易丝·海著 ；张晰绮译. -- 北京 ：中国宇航出版社，2024.2
　　书名原文：Love Yourself, Heal Your Life Workbook
　　ISBN 978-7-5159-2331-4

　　Ⅰ. ①生… Ⅱ. ①露… ②张… Ⅲ. ①心理健康—普及读物 Ⅳ. ①R395.6-49

　　中国国家版本馆CIP数据核字(2023)第256817号

| 策划编辑 | 田芳卿 | 封面设计 | 王晓武 |
| 责任编辑 | 卢　册 | 责任校对 | 吴媛媛 |

出　版
发　行　**中国宇航出版社**

社　址　北京市阜成路8号　　　　　　邮　编　100830
　　　　　（010）68768548
网　址　www.caphbook.com
经　销　新华书店
发行部　（010）68767386　　　　　（010）68371900
　　　　　（010）68767382　　　　　（010）88100613（传真）
零售店　读者服务部
　　　　　（010）68371105
承　印　北京中科印刷有限公司
版　次　2024 年 2 月第 1 版　　　　2024年 2 月第 1 次印刷
规　格　710×1000　　　　　　　　开　本　1/16
印　张　13　　　　　　　　　　　　字　数　160 千字
书　号　ISBN 978-7-5159-2331-4
定　价　36.00 元

本书如有印装质量问题，可与发行部联系调换

致读者

很多人都以为必须好好下一番功夫，费一番气力，才能摆脱旧的思维方式，拥抱新的自我。其实在我看来，大可不必将内心的转变视为一件困难的"工作"，且转变的过程也并不艰难和痛苦。相反，大家可以将转变内心的过程视为一场华丽的探险，一场美妙的自我焕新之旅。

写下这本书，其意并非针对外在的你，而是潜藏在内心深处的各位"探险者"。拿起这本书，大家将开启一场寻宝之旅，你会在沿途发现一个个陈旧的思想和消极的思维。别担心，我们会一一审视它们并把它们逐个消除。随后大家会看到，每一处旧思想的"废墟"下，都有一座巨大的宝藏，蕴含着无数的珍宝。

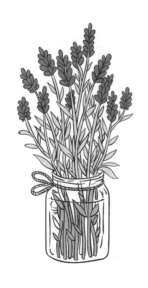

尽情挖掘宝物吧，收获属于自己的健康体魄，让爱充满自己的生活，找回自由自在的自己。要

知道，你值得所有的美好，你应该拥有更美好的人生。我将一路陪伴大家，为大家提供力所能及的帮助。

翻开这本书，大家便踏上了通往阳光心态的道路，每一个自我解脱的时刻，仿佛都像是解放了整个世界，温柔了整个星球。

露易丝·海

Laurie Way

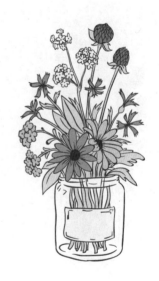

露易丝·海心灵疗愈十大法则

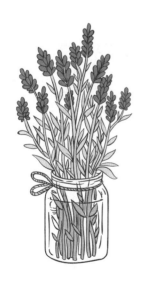

💜 自我接纳：认可并拥抱你作为一个独特个体的固有价值和意义。培养自我接纳和对自己的爱，我就是我。

💜 积极肯定：利用肯定的力量，用积极的信念重塑你的潜意识。用诸如"我值得爱和幸福"之类的肯定来改变你的思维方式，在你的生活中表现出积极的变化。

💜 宽恕：对自己和他人练习宽恕。释放任何阻碍你体验内心平静和个人成长的怨恨、愤恨或负面情绪。

💜 情绪释放：让自己以健康的方式表达和释放被压抑的情绪。明白情绪是人类体验的自然组成部分，允许自己感受情绪，可以促进疗愈和幸福感。

♥ 放开限制性信念：识别并摒弃可能阻碍你个人成长和幸福的限制性信念。用支持你幸福和成功的激励性信念来取代它们。

♥ 自我照顾：积极参与能滋养身体、思想和精神的活动。参与运动、健康饮食、冥想和置身大自然等练习，能增强你的整体健康状况。

♥ 身心联系：认识你的思想、情绪和身体健康之间的密切联系。要明白你的心理和情绪状态会影响你的身体健康，反之亦然。

♥ 感恩：养成每天感恩的习惯，把注意力转移到生活中的积极方面。经常回应和欣赏生活中的祝福，可以增强你的整体幸福感。

♥ 可视化：利用可视化的力量清晰地描绘出你想要的生活。想象一下自己已经体验到想要的爱、快乐和富足，让这些积极的画面来指导你的行为和选择。

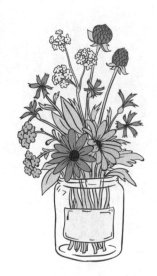

♥ 自爱自赏：将自爱自赏作为疗愈之旅的基础，用善良、理解和温柔对待自己，培养对自己深深的爱和欣赏。

《生命的重建·心灵疗愈篇》英文版读者评论

（选自亚马逊网站）

♥ 这本书指导我们理解《生命的重建》中讨论的问题，是一本很好的配套书，可以激发你的动力，真正着手识别需要仔细研究的个人问题。这本书是记录你自我改变之旅的日记。

♥ 太棒了——这本书与《生命的重建》是绝佳搭档。如果你能做到，它就会起作用！

♥ 这本书真的改变了我的生活。

♥ 非常好的认知行为疗法。

♥ 这本书真的能让你坐下来进行自我评估，如果你还没准备好接受治疗，你就无法度过难关。

♥ 我为我的妹妹买了这本书，因为我是在她这个年龄阅读这本书并完成其中的练习的。它非常有帮助。

♥ 我最初认为这本书看起来很老套，但还是尝试按照书中的要求做了。关于我自己的很多事情都被揭示和治愈了。我强烈推荐这本书！

♥ 我是一名心理健康治疗师，在我的女性小组中使用了这本书。客户喜欢使用这些内容来帮助她们了解所有事物的本质。我真的很欣赏作者坦率地让人们进入自爱的方式。谢谢！

♥ 我再怎么推荐这本书也不为过，我喜欢这些实践和改变生活的视角。我四年前买了这本书，每年都会再翻看一遍。我没有在书上写答案，而是有单独的笔记本，这样我就可以一遍又一遍地翻看，然后随心所欲地写出来。我喜欢回看前几年的答案，以查看我的视角有哪些变化。这是一种练习！

♥ 读完《生命的重建》这本精彩的图书之后，我又买了这本书。这本书是可供操作的实践手册，你可以通过实践来解决你的问题并真正了解自己。我很感激能遇到露易丝·海，她的作品太棒了！我向任何想要成长并打破自己内在壁垒的女性或男性推荐这本书：无需经常在外面寻求治疗，你可以治愈你自己！

♥ 如果你允许自己对最深的痛苦保持敏感和诚实，本书将帮助你发现和疗愈你的心灵创伤。我以为我已经克服了那么多，并与我的过去和解了。最近，有些触发因素导致痛苦、可耻的记忆以一种让我措手不及的方式重新出现。这本书以及该作者的《生命的重建》一书，教会了我如何突破自我，获得更深层次的治愈，这是一个持续终生的过程。给自己一份礼物，让自己学会什么时候该做什么，然后帮助别人。

❤ 如果你想走得更远，这本书就是通往未来的门票！你不会后悔的，这是一本很实用的练习手册。任何踏上自我提升之旅的人都应该购买这本书。

❤ 我买这本书是为了更深入地理解露易丝·海的《生命的重建》一书中的内容，它确实超出了我的预期。每章开头都有简短的内容说明，这些练习有助于发现盲点，并对各种情况作出具体的实践。当我几周前读完这本书时，我会把它放在身边经常翻看，经常使用它。

❤ 我买来这本书给自己，同时也作为礼物送给朋友。你没有意识到我们每天都用在自己身上的负面思维模式。这本书对于改变自己会有所帮助，但你必须准备好完成这项工作，因为它可能会激起你已经埋藏的情绪。这本书为大家提供了一些练习，以便真正起到作用，改变你的想法，改变你的生活。设定目标，制订计划，改变生活，我建议你经常在大脑中回想书中的内容。

❤ 我喜欢这本书，我已经读过好几次了。我也把它当作礼物送给朋友了。作者的写作方式一点也不令人生畏或居高临下，也很容易读懂，绝对对灵魂有好处。

❤ 这本书可以帮助你了解自己的情绪，并帮助你找到内心的平静和内在的自我。不要犹豫，只需购买本书即可！

❤ 很棒的一本书，我在自爱和动力方面苦苦挣扎，因此，将我的情况写成文字确实对我有帮助。强烈推荐这本书，特别适合抑郁症患者。

❤ 这本书真的能让你深入思考你的信仰和感受。我确实从自己身上发现很多好的和不太好的东西。有时会哭，但有时会意识到这是最好的情绪释放而不是压抑。真的建议任何有自我怀疑、感到失落或需要一些生活见解的人读读这本书。

♥ 如果你在生活中遇到困难，或者想做出积极的改变，这是一本很棒的书。即使生活很美好，但这仍然是一本值得阅读的好书。这本书让人大开眼界，也给出了如何让事情变得更好的答案。

♥ 在这本书中，我真的在重新认识自己。有时候觉得问题很难，当你回答时，有时会非常惊讶自己写下的内容。对于我们这些自尊心不足或者想认识自己的人来说，这是一本很棒的书。

♥ 一张易于理解的通往你内心的地图和指南，引导你完成更深层次的认知，走向个人启蒙和成长。这是一本心灵旅行指南。

♥ 我几乎为我认识的所有人买了这本书。它帮助我学会了不仅要爱自己，还能找到我为什么要这样行事或对待自己的根本原因。如果可以的话，我会给这本书 100 颗星。

♥ 可能这是我第 20 次购买这本书了，希望收到它的人能珍惜它的内容，并像我一样受到它的影响！我的生活依赖这本书。

♥ 现在我和我的治疗师一起阅读这本书。起初看起来感觉有点老套，但实际上已经开始起作用了！如果你的自我价值感或自尊心较低，那简直太对路了。

♥ 在所有心理自助书中，这本书是必备的。这些年来，我多次重读了这本书，每次重读总能获得新的智慧。

目　录

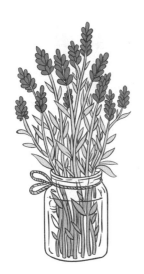

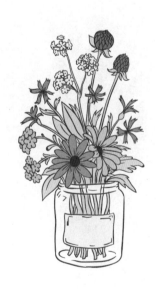

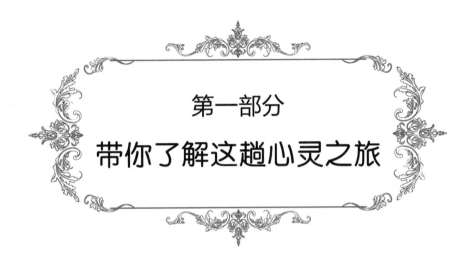

第一部分

带你了解这趟心灵之旅

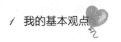

/ 我的基本观点

"我愿意改变。"

这本书要谈的，正是"**改变**"二字。可以料想，你平时也会期待"改变"，不同的是，你所想的都是让他人去改变，让身边的一切去改变。譬如你会想：爸妈怎么总是这样？老板能不能态度好一点？朋友、姐妹为何总是如此？恋人怎么总是不懂我？房东能不能别这么讨厌？隔壁邻居能不能别这么烦人？领导们真是一帮笨蛋，就不能如何如何吗？于你而言，仿佛只有他们有所"改变"，你的生活才会变得"完美"。

其实，完美的生活靠的不是别人。如果你期待生活有所改变，那么最需要改变的不是别人，而是你自己！只有自己改变了，身边的人才会随之改变，世界才能变成你理想中的花园。

你愿意改变自己吗？

如果你愿意，请与我携手，一起构筑你想要的世界。你所要做的，仅仅是改掉一些旧的思维方式，转变一些老的价值观念。这听起来一点儿也不难，对吗？的确！但实际做起来，并非如你想象的那么容易。我们将一起探索你在各个领域的想法与思维。如果某个想法是积极正面的，我会鼓励你保留下来，并由此展开，谈谈我的看法；如若某个想法是负

3

面和消极的,我会帮助你放手,将其逐出你的内心花园。

实现内心转变,究竟可以为我们带来什么?我的亲身经历就是一个很好的例子。曾几何时,我是个饱尝苦痛的孩子,大人的虐待,家庭的贫困,都让我抬不起头,身心问题颇多;如今的我,已经是一位知名女性,能够用自己的光与热去帮助别人。今天的我心灵再无伤痛,内心再无阴影,是我亲手为自己打造了一个理想世界。如果我能做到,那么你也一定能行。

这本书中会有一系列的练习,希望你在练习环节温柔以待,切勿苛责自己。改变也许很难,也许很容易,你要认可自己为改变所做的每一份努力。要知道,新旧思维的转换,或许需要相当长的一段过渡时间。转变中的你,也许仍会在新旧思想和行为之间摇摆犹豫。每当如此,不要气馁,不要泄气。要记得温柔以待,像对待自己的亲人那样柔和,像对待挚友那般温暖。踏上这场全新的探索之旅,不要忘记时时给自己加个油,打个气。

跟随这本书天天练习,见效当然最快。但若时间并不充裕,哪怕是一个月只认真回答书中的一个问题,也依然是有效果的,大家不必担心,量力而行就好。这些练习会让你面对关于自己的全新信息,继而帮助你做出全新的选择。每做一个新的选择,都是在自己的内心花园播下一粒小小的种子。当然,我们需要时间静待其发芽、长大。要知道,今日播下种子,并不代表明日即可成材。同样,这本书的效果亦非立竿见影,心灵的改变需要一段时间。

建议你按照不同的部分,有计划地使用这本书。可以每次选定生活中的一个方面,有针对性地进行阅读,认真练习。每做一个练习,请认真体会自己的内心感受。或者你也可以先将全书通读一遍,读后让所有思绪在心中涌起,所有记忆在脑海重现。通读一遍之后,再重返书中去

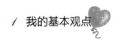

做练习，这也是一个不错的办法。

如果你觉得某个练习简单至极，也请认真回答。也许回答完毕，你会惊讶地发现，不同的思维角度，能看到不同于以往的自我。如果某个问题让你觉得很难回答，疑惑颇多，你可以在不同的时间多次思考，反复作答。除书中题目之外，你甚至可以提出专属于自己的新问题，探寻属于自己的内心答案。

有时，不妨在手边放一盒纸巾，让自己尽情回忆过去的点滴，想哭就哭出来，让眼泪肆意流淌，不必克制。泪水是一条温柔的溪流，可以润泽生活，洗涤心灵。

现在，让我们简单回顾一下我的理论体系有哪些基本观点。你也可以重温《生命的重建》一书，相关的内容我在其中均有提及。

【基本观点1】生活的法则很简单：种瓜得瓜，种豆得豆。

在我看来，我们拥有的种种经历全都源于我们自己。最美好的回忆是我们自己创造的，最糟糕的时刻也是我们亲手所致。我们头脑中的每个想法，都在无形中构建着我们的未来。换言之，是我们自己头脑中涌起的每个念头，亲口所说的每一个字、每一句话，构建了我们不同的生活经历。

所谓"观念"二字，不过是一系列想法，被我们自己判断为真实，认定为真理，它是我们对于自我的认知。而我们的世界，即是在这些认知之下真切地运转着。相信什么，有何观念，由我们自己选择，这份选择继而拓展、丰富了我们自己的世界。

同样的24小时，可以过得轻松热烈，欢歌笑语，充满希望。换一种观念，则可能过得愁眉不展，前路迷茫，甚至苦不堪言。即便是生活在同一时空的两个人，生活轨迹完全相同，也会有迥然不同的生活体验，甚至是大相径庭的两个世界。

那么，如何从这一世界走入那一世界？我坚信，能够帮助我们穿越的，只有转变观念。只有我们愿意接纳改变，乐于改变自己固有的那套观念体系，才会真真切切地拥抱不同的生活，走入全新的天地。

所以，无论你对自己、对生活持有什么样的观念，请记住"观念"只是"观念"，只是一种想法而已，而想法是可以改变的。在接下来的阅读过程中，也许你并不认同我的某些观点，或者有些观点让你感到陌生甚至害怕，没关系，放轻松。要知道，观点千千万万，只有适合你的，才会成为你生活的一部分。书中也许还有一些观点在你看来太简单，甚至有点傻，你也许会想：这对我能有什么用？但请别急着下结论，不妨试一试，说不定会有一些不一样的收获。

【基本观点2】无论我们选择相信什么，潜意识都会全盘接受。

天地对我们从不会有任何评判或指责，而是只接受本来的我们，认可每个人自身的价值，但我们自己就不同了。你若死死认定自己能力有限，走不了多远，那么你就会真的止步不前；同样，你的个子是高是矮，身材是胖是瘦，脑子是快是慢，生活是穷是富，甚至是否具备好好恋爱的能力，都是基于自己选择相信什么。一旦认定，即成真实，这是你自己的选择所呈现的真实。

要知道，我们所面对的，只是观念而已。正如我前面所说，观念是可以改变的。如何思考，相信什么，全在我们自己的选择。而选择有千千万万，绝对不是仅仅局限于眼前。力量的源泉永远在当下，在于我们眼前的每一分、每一秒。

那么，眼下这一秒，你在想些什么？此刻你的内心是阳光灿烂，还

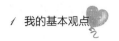

是消极沉郁？问问自己，是否想用此刻的想法去塑造自己的明天？

【基本观点 3】孩提时代，我们对自己、对生活的认知，都源自身边成年人的一言一行。

大多数人认识的自己远非自己本来的样子。还有那些关于生活的条条框框，告诉我们事情该怎么做，日子该怎么过，都源于童年时期身边成年人的教导。在成长过程中，每个人所处的家庭都不相同，有的家庭终日郁郁寡欢，有的家庭整天担惊受怕，有的家庭终日悔愧自责，有的家庭整天怨气冲冲。假如成长于这样的家庭，那么孩子也会被动接受大量的负能量，接下来，这个孩子看待自己、看待世界的眼睛，也会现出一派灰色。

【基本观点 4】成长过程中，我们会本能地构筑属于自己的情感环境，而这一环境极大程度上是对幼年家庭生活环境的复刻。

同样，在日后的人际关系中，我们也会本能地表现出幼时在家中与父母相处的方式。在吵骂声中长大的孩子，成年之后与人相处往往仍会处于弱势。而在爱中长大，整天沐浴在赞扬与鼓励之中的孩子，成年之后往往富有爱心，像幼时被人所爱一样地去爱别人。

【基本观点 5】不要一味地怪罪父母。

若说自己是父母的受害者，不如说是一代受害者之后的二代受害者。毕竟，许多事情父母自己都不明白，又怎么教给你？假若父母从来不知道如何爱自己，那么他们如何教你学会爱自己？要知道，父母也是在自己的认知范围内尽最大努力生活着。不妨用一分钟的时间静心想想，父母幼时的成长环境是怎样的？如果你想要真正了解自己的父亲与母亲，最好问问他们的童年如何，聊聊属于他们的童年故事。

父母讲话时，不要仅仅去听他们说了什么，还要留心他们讲话时的表现。譬如，有怎样的肢体语言？是否与你有眼神交流？一起聊天时，不妨直视父母的眼睛，看看能否发现住在其内心深处的那个孩子。哪怕只有不到一秒的闪现，也能释放宝贵的信息，帮你了解自己的父母，洞察他们的内心。

【基本观点6】不是父母选择了我们，而是我们选择了父母。

我相信，我们都曾是宇宙间的某种存在，可能是空中的风，可能是天上的星，在某时某刻，我们决定化身成人。我们来到这人世间，是为了学习更为具象化的知识与道理，以便在精神与进化的道路上走得更加长远。化身为人前，是我们自己为自己选择了性别、肤色、国籍，随后，我们在茫茫人海中选择了一对男女作为我们的父母，相信他们可以在今后的漫漫一生中充实我们的精神生活。

【基本观点7】我们所要应对的，其实不过是想法而已，而想法是可以改变的。

不管你在书中的练习环节遇到什么样的问题，要明白，你所有的经历其实都是内心想法的外在显化。即便你厌恶自己，这种厌恶也不过是一种想法而已，一种关于自己的想法。凡是想法，都会带给人某种感受，而你恰恰愿意为这种感受买账。换言之，如若没有某种想法，也就不会有相应的感受。我们再三提到，想法是可以改变的。一旦想法变了，相应的感受也会随之烟消云散。

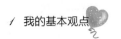

过去的就让它过去吧，昨天的阴霾不应笼罩今天的你。也许你生活在阴霾之中已经很久，但没有关系，眼前、此刻、当下的这一分这一秒，你随时可以走出阴霾，放飞自我。

【基本观点 8】信也好，不信也罢，是我们自己选择了思考什么、相信什么。

也许你会说，一直都是那些相同的想法，从小到大想了一遍又一遍，何来"选择"一说？但在这一遍又一遍之始，是我们自己选择了最初的想法。其实，某些想法完全可以拒绝。不妨问问自己："我很漂亮""我有能力"这一类积极的自我看法，你曾自己打消过多少次？如果你能对积极的自我看法说"不"，那为何不能反过来，将那些消极的自我看法拒之门外呢？

【基本观点 9】我接触过太多向我寻求帮助的人们，他们的内心深处总喊着一句相同的话："是我自己不够好！"

我接触过的求助者，或多或少都对自己感到厌恶，内心有愧。我常常听到他们抱怨："是我自己不够好""是我自己做得还不够""是我不配"。亲爱的朋友，如果你总是认为自己不够好，那么请问，所谓"不够好"是相对谁而言呢？又是参照了什么标准或规范呢？

【基本观点 10】怨恨、批评、内疚和恐惧是四大罪魁祸首，导致了绝大部分的自身问题和生活问题。

这些负面情绪往往来自一味地指责他人，而忽略了自己才是生活的第一责任人。倘若人人都能切实对自己负责，那还有什么必要去指责别人呢？所谓"外面"发生的种种事情，其实只是我们内在世界的映射。

我并不是说要原谅他人的恶劣行径。但细想一下，为何你的身边总有恶人？恰恰是我们自己的思维方式、观念体系将恶人引到身边来。是的，正是你内心的某些观念，促使你身边的人做出恶劣的举动，继而把你变成了"吸恶体质"。举个例子，如果身边的人总是欺负你、虐待你，那么罪恶之源终究是你自己。试想，如果你从不忍气吞声，从不轻视自己，从不作贱自己，别人又怎能一直欺辱你？如果你能够从根本上改变这种"吸恶思想"，那么恶人也会自然而然地离你远去。

【基本观点 11】看待过去的眼光同样可以改变。

过去已成历史，固然无法改变，但我们可以改变对于过去的看法。很久之前的某个人曾让我们受过伤害，那就让它过去好了。如果耿耿于怀，至今难以释然，那就是在拿昨天的伤害惩罚今天的自己。

若你非要认为自己是个受害者，孤立无援，毫无希望，那么你的世界就会顺着你的想法发展，你会真的活不出希望，看不到明天。最糟糕的念头恐怕迟早会成为现实。

然而，如果你懂得自己为自己的生活负责，无论好事还是所谓的"坏事"，你都能够坦然面对。看到自己的责任，那么你就拥有很多机会，走出过去的阴霾。我们是可以改变的，"解脱"二字并没有多难，完全可以实现。

【基本观点 12】踏上通往自由之路，必先开启原谅的大门。

很多人也许并不懂得如何去原谅，甚至根本不愿意去原谅。但如果我们可以放下芥蒂，学会原谅，就开启了自我疗愈的旅程。疗愈自己的伤口，必须学会向过去说一声"我放下了"，学会对身边所有人说一声

"没关系"。

不妨重申一遍，我并非是要大家轻易原谅恶人的行径，我只是鼓励大家解开心结，解放自己。所谓原谅，意味着放手，意味着释怀。我们了解自己的伤痛，至于伤害我们的那个人，他们有多少伤痛，我们却知之甚少。要知道，等待我们原谅的那个人，自己也品尝着苦痛。他们的种种表现，折射的其实是我们内心对自己的所思所想。他们也在尽力做到最好，只是碍于其在当时的思维水平、理解能力、认知能力有限，难免显得不那么完美。

人们找我倾诉，往往带着各种各样的问题，或者身体太差，或者口袋里没有钱，要么感情的路走得不顺，要么创造能力遭到扼杀，等等，林林总总。不管问题是什么，我只专注于让人看清一点：学会爱自己！

我发现，每当我们真正开始爱自己，接纳自己，欣赏自己，生活中的一切就变得灵动起来。任何时候，懂得肯定自己，真正接纳自己，都是两把金色的钥匙。这两把钥匙带我们开启新生活的大门，通向生活中方方面面的积极改变。

【基本观点 13】于我而言，爱自己意味着永远不要因为任何事情责难自己。

我们想要改变旧的思想，但对自己的怪罪与苛责只会将我们牢牢锁在旧的牢笼之中。

所以，试着认可自己吧，看看会有什么改变。也许书本前的你，已经责怪自己很久，甚至自责已经成为习惯。别的不谈，我就只问一句：这么做有用吗？

2 我的疗愈工具

"我值得天地间所有的美好"

主观认定

"主观认定"一词会贯穿本书始终。所谓"主观认定",指的是我们所表达的任何观点与想法,无论积极还是消极,全都包括。大多数人往往倾向于消极的主观认定,而这种认定非但无法使我们靠近理想的生活,反而会导致更多我们不愿意看到的结局。

面对一部旧车,如果你只会说"我烦死这辆破车了",那么你依旧只有破车一辆,再无其他;但若你说的是"我亲爱的老朋友,谢谢你载我这么久,你也该退休歇息了,我舍不得你。是时候买辆漂亮的新车了,我值得拥有更好的座驾!"那么,这种积极认定就会帮你开启意识的通道,将你带上通往拥有一辆新车的思维道路。

对于生活的构想,请多做积极的认定。需要强调的是,做出积极的认定,最好着眼于当下,多谈现在,譬如"我现在就是……"或者"我已经拥有……"这样的字眼。要知道,潜意识对我们是高度服从的,若你认定的是现在,潜意识也会随之认定现在;但若你总喜欢漫谈未来,譬如用"将来我想要……"或"以后我想要……",诸如此类的说法,那么潜意识就会认定一切都只属于未来。至于说这个"未来"何时到来,那就不好说了,只怕是遥遥无期,永远都不会来。

我想起著名作家伯尼·西格尔(Bernie Siege)博士在其畅销书《爱·治疗·奇迹》一书中曾说过:"主观的认定并非是对当下的否认,而是对未来的憧憬。一旦我们让某种认定渗透入脑,它就会愈加壮大,愈发可信,甚至成为现实。"

镜面训练

镜面训练是我们的另一大法宝。面对镜子,自己最真实的感受可以一览无余。如果想要生活得更欢乐,更加充实,不妨看看镜中的自己,让镜子直观地告诉你哪里需要改变。

通常来说,我会鼓励大家:每路过一面镜子,就大胆地直视镜中自己的眼睛,说出一些积极的主观认定。最有效果的主观认定,就是直面镜中的自己,大声说出内心的想法。想法从自己口中讲出,你会立刻感受到内心的抗拒与不安,但又可以迅速克服这种抗拒与不安,接纳自己的认定。

在阅读本书之时,你不妨就在手边放一面小镜子。如果需要更加深入的练习,不妨找一面更大的镜子来帮助你。

视觉化

所谓"视觉化",是指借助想象的力量取得理想的结果。简而言之,在理想真正变成现实之前,先在大脑中描绘出理想的模样,尽情想象一幅具体的画面。

举个例子，如果你希望搬新家，不妨先在大脑中想象一个新家的样子，越具体越好，让所有细节形成一幅画面。想象这幅画面是真的，给予自己一句肯定："我值得拥有这么好的房子。"再将你自己放入画面中，想象自己居住其间，过着日常的居家生活。这幅画面越清晰越好，毕竟想象无罪，我们怎么畅想都不为过。

经常这样在脑中描绘画面，将所有想象都转化为自己日常思维的一部分，努力去追求最理想的结果。如果再与积极的主观认定相结合，"视觉化"将是帮助我们实现自我转变的一大利器。

应得感

很多时候，我们不愿为了更好的生活作出努力，是因为我们在内心认定，"好生活"压根儿不是我们应得的。这种"我不配"的想法，往往源于幼年时期的经历。至于说是什么经历，那就有很多可能性了。也许是幼时父母教我们自己上厕所时，屡屡做错受到训斥的那一刻；也许是小时候我们没吃完碗里的饭，没打扫自己的房间，没把玩具收拾整齐，父母宣布"今晚的小蛋糕不许你吃了""明天的电影不许你看了"的那一刻。然而，他人的认知与观点终究是他人的，与我们自己的现实世界并无关联。但可惜的是，幼时的我们往往无形之中为其买了账。

我们所谈的"应得感"，并非单纯地指应该得到好的东西。**真正的"应得感"，是指面对摆在眼前的现状时，坚定地认为自己应该得到更好的，不管你之前觉得自己值不值、配不配。**

📋 问答练习：谈谈你的"应得感"

请认真回答下列问题。答毕，你会更好地了解"应得感"的力量。

1. 目前有什么是你尚未拥有，但又很想得到的呢？

请具体谈谈，越详细越好。

_____

_____

_____

_____

2. 关于"应得感"这一问题，在你的家庭里有过什么规矩吗？

小的时候，关于你"应得"什么，父母通常会怎么说？是"想都别想，这些是你该得的？"，还是"这是你应得的？我看你应该得个大嘴巴子还差不多"。此外，父母对他们本人是什么观念？他们是否认为自己应当得到更好的生活，或者，你是否认为必须通过挣钱才能让自己配得上这种生活？如果是的话，你所挣的钱是否发挥过效用？小的时候，每当你做错事时，你的东西是否曾被大人没收过？

_____

_____

_____

_____

3. 你认为自己应该得到更好的生活吗？

你的脑海中有过这种画面吗？是否想象过自己得到更好的一切？你是怎么想的？是"将来再说吧，等我挣了钱就好了"，还是"为了得到更好的，我要先付出努力"？你认为自己称得上优秀吗？即便眼下不优秀，未来会吗？

_____

_____

_____

_____

_____

4. 你认为自己配不配活在这个世界上？

如果答案是肯定的，那是为什么呢？如果是否定的，又是为什么？父母是否曾对你说过"你还不如去死"这样的话？

_____

_____

_____

_____

_____

5. 有没有什么因素，让你觉得必须为他们而活着？

你活着的目的是什么？你是否亲手创造过生活的意义？

_____

_____

_____

_____

_____

6. 在你看来，你应当得到什么？

你内心的声音，究竟是"爱与欢乐，所有的美好都应当属于我"呢，还是觉得自己什么都不配？能不能说说理由？这样的内心声音又是从何而来？你是想要打消这种声音，还是愿意将其保留？请时刻记住：无论什么声音，终究都是自己的想法而已，而想法是可以改变的。

_____

_____

_____

_____

_____

至此，也许你已经发现，我们拥有怎样的"应得感"，直接关系到我们自身力量的大小。认真对待这个练习，听听自己内心的声音。改变自己其实很简单，我的治疗不过是在种种特定的情形下，在种种特定的环境中，鼓励大家说出积极的话语，以此来树立新的思维方法，摆脱旧的思维定式和观念。

心灵疗愈：我要更大的"应得感"！

"美好"二字，我配得上，我应当得到所有的美好！注意，不是一点点的美好，而是所有的美好。现在的我，要摆脱所有消极、局限的思维观念。我要挣脱父母带给我的限制与束缚。我爱父母，但我不愿让他们限制我前进的脚步。我就是我，不是他们思想中那个不够优秀的孩子，不是他们观念里那个能力有限的平庸之人。我所生活的社会环境中，也许存在种种因素让人心生畏惧，给人戴上有色眼镜，但这些统统不会成为我的桎梏。我的世界里，将不再有任何桎梏和任何限制。

在内心之中，我百分之百地自由。在大脑之中，我开拓出一片新的意识天地。这片天地中的我，乐于看到不同的自己。对于自我，对于生活，我乐于创造新的想法。新的想法终会化为新的体验。

天地赐予我向上、向好的力量，关于这一点，现在的我坚信不疑！手握这股力量，我在生活的方方面面都会向上、向好，生命的千万种可能都会全部呈现于眼前。现在，谈回"应得感"，我应当得到什么呢？没错，我值得拥有鲜活的生命，应当过上美好的生活。我值得被生活所爱，被一直爱着。我应当拥有健康的体魄，应当住在一个舒适的家，应当生活幸福，应当收获成功的人生。我应当拥抱所有幸福与欢乐，应当享受最大的自由，去成为任何自己想要成为的模样。这些就是全部吗？不，我应当得到的远远不止于此。天地间所有的美好，我都应当拥有。

慷慨如天地，会欣然助我一臂之力，将我心中的坚信呈现在眼前的世界。现在的我，心怀喜悦、幸福与感激，进入这绚烂的新天地，接受这丰盈的新生活。这是我应得的，因为我值得，我配得上，我的美好理想终将照进现实。

3　你是谁？你相信什么？

"以爱之眼，看待自己；我的世界，安好无恙。"

在这一章中，我想让大家与我一起，认真看一看自己，看一看自己所相信的一切。我们会相信很多积极的东西，也愿意继续相信下去；但与此同时，我们的"相信体系"里也有许多东西是消极有害的，它们藏在潜意识中，不停地制造种种不愉快的经历。当然，要想剔除这类消极的想法，找到它们、发现它们是前提。

请阅读下列几组文字，思考一下其中每一句话对你意味着什么？下面这些陈述，你是否认同，是否相信？将你自己的想法写下来。

关于男性

男性是强者。

男性都是霸道且强势的。

男性更加聪明。

关于女性

相同的工作，女性的薪资要少一些。

身为女性，就该打扫房间，收拾家务。

身为女性，就该温柔内敛，安静贤惠。

关于爱

什么爱不爱的，不切实际，不值一提。

爱，就是为了被爱。

爱，就一定会失去，一定会伤心。

关于性爱

性带给人欢愉。

我讨厌自己的身体。

性令人痛苦。

关于工作

工作枯燥乏味，了无生趣。

当老板的，都是吝啬又小气。

别人的工作都比我的好。

关于钱

钱这个东西，挣得再多都不够。

我怕钱。

赚钱就是为了花的。

关于成功

成功二字，于我而言，遥不可及。

成功是有钱人的专属词汇。

我能够在小小的事情中获得成功感。

关于失败

只要犯了错误，我就是一个失败的人。

做错事情，就等于失败。

即使是失败，也可以从中汲取经验，学到东西。

好，现在轮到你啦。关于上面这几组文字，你是怎么认识的？尽情地写在这里，越多越好。

关于男性：

_____

_____

_____

_____

_____

关于女性：

_____

_____

_____

_____

关于爱:

_____

_____

_____

_____

_____

关于性爱:

_____

_____

_____

_____

_____

关于工作:

_____

_____

_____

_____

_____

关于钱：

_____

_____

_____

_____

_____

关于成功：

_____

_____

_____

_____

_____

关于失败：

_____

_____

_____

_____

_____

写好了吗？有没有什么地方让你觉得难以下笔？思考这些问题时，你的头脑中是否有不同的声音在相互交锋？认真审视看看，你写下的所有想法里，有多少条是负面、消极的？请在这类想法旁边打个星号，然后问问自己，你真的愿意让这类想法继续主导自己的生活吗？消极的想法并非是你自己萌发出来的，而是别人影响和灌输给你的。现在既已发现，何不及时放手，将它们一一逐出自己的内心？

📝 练习：说出你的故事

亲爱的朋友，不妨利用这个机会，将自己的生活简单写成一个故事。请从小时候开始写起。如果本页空间不够，可以另附纸张。

_____

_____

_____

_____

_____

_____

_____

_____

_____

_____

_____

_____

写到这里，不妨再想想，还有哪些消极念头在你的潜意识里不断鼓噪，喋喋不休？把它们一一列出来。写着写着，你自己都会感到惊讶。在写下自己故事的过程中，你留意到多少负面信息？不要怕，不要慌，任何负面思想只要浮出水面,对你来说都是好事情。你要庆幸:哈哈,藏在头脑中的灰色阴影,终于让我发现你了,就是因为你,我的生活才会麻烦不断。快,让我把你一脚踢出去!

还有其他消极的想法吗?可以列在这里:

_____

_____

_____

_____

_____

现在,不妨拿起你手边的小镜子,直视自己的眼睛,告诉自己,你愿意和所有旧想法、灰色情绪说再见。深吸一口气,放大声音,对着镜中的自己大声说:**"所有的陈旧思维,一切的负面消极思想,统统对我无益,我要摆脱它们,我要一个不同的新自我!"**大声说,反复说,说给愿意改变的你自己。

住在内心的孩子

每个人心中都住着一个孩子。然而,这个孩子往往迷茫而孤独,屡屡遭到拒绝与否定。长久以来,我们与自己内心的孩子交流甚少,有限的几次也只是对其批评责骂或表达不满。随后,我们又会问自己:我为何总是不开心?是啊,你拒绝自己内心的一部分,却又妄想实现自己与内心和谐,这怎么可能?

我们的治疗,就是要找到构成自己的每一个部分,重新拼装组合,还原一个更完整、更完美的自己。下面请随我一起,努力寻找那些在我们内心遗失已久的部分。

找一张童年的照片吧！

请找出一张自己小时候的照片。如果手边没有，可以问父母要一张。认真看看照片中那个自己，你看到了什么？是笑意盈盈，还是一脸愁容？你的眼神中是生气，还是恐惧？你爱照片中的自己吗？这个孩子与今天的你，还有几分相似？

拿我自己来说，我曾拿出一张自己五岁时的照片，在屏幕上足足放大了12到15倍，好让我看得更清楚：居住在我内心的那个小孩，究竟是什么模样。

你找到照片了吗？现在，请写下属于你内心的孩子吧！他（她）是什么样子？

画张画吧！

拿几只画笔来，蜡笔、水彩笔、彩色铅笔都可以。可以利用本页的空白，也可以另外找一张大一些的纸。如果你习惯用右手，那么这次就试着用左手来画。同样，如果你恰好是"左撇子"，那么这次就试着用右手来画。请画下自己认为的孩提时代的自己。

画好了吧！看着自己所画的这幅画，看看里面透露出什么样的信息？你用了什么样的颜色？画中的孩子在做什么？请用文字把你的画描述一下。

_____

_____

_____

_____

_____

与自己内心的孩子对话吧！

不妨花几分钟时间，与自己内心的孩子坦诚对话，试着深入了解他（她）。可以问他（她）以下几个问题：

1. 你喜欢什么？

_____

_____

_____

_____

_____

2. 你讨厌什么？

_____

_____

_____

_____

_____

3. 你害怕什么？

_____

_____

_____

_____

4. 你感觉好吗？

_____

_____

_____

_____

5. 你有什么需要吗？

_____

_____

_____

_____

6. 我要做些什么，才能给你安全感？

_____

_____

_____

_____

_____

7. 我要如何做，才能让你开心和幸福？

_____

_____

_____

_____

_____

　　坐下来，安静下来，与自己内心的孩子好好交谈。要让这个孩子知道，你会一直在他（她）身边，时刻拥抱着他（她），爱着他（她），尽力满足他（她）的需要。你要向他（她）保证：今后无论发生什么事，都不会对他（她）有所隐瞒，你会一直陪在他（她）身边。深入对话，用心交流，你会为自己重塑一个美好的童年。闭上眼睛，练习效果会更好。

力量的源泉

　　"我相信自己，拥有改变的能力。"

　　这小小的一节内容，或许是整本书中最为重要的部分。将这七句箴言送给你，今后你在探索不同的生活领域时，可以时不时把这七句话拿出来看看，它会指引你心灵的方向。或者，不妨把这七句箴言写在卡片上，贴在自己最容易看到的地方，经常读读，记在心里。如果哪一天，这七句箴言已经深入你的内心，成为你思想体系的一部分，那么恭喜你，今后的你看生活、看世界、看自己时，都将会透过一双崭新的眼睛。

♥ 我们每个人都是自己生活的第一责任人。

♥ 我们脑海中的每一个念头，都直接塑造着我们的未来。

♥ 每个人都难免心有怨恨，刻薄苛刻，心有悔愧，讨厌自己，但我们要做的，是不让这些情绪破坏我们的生活。

♥ 不管什么负面情绪，终究不过是自己的想法而已，而想法是可以改变的。

♥ 学会放下过去，学会原谅所有人，包括自己。

♥ 就在当下，肯定自己，接纳自己，这是开启积极改变的金钥匙。

♥ 力量的源泉永远在当下。

在本书接下来的心灵之旅中，上面这七句话会反复出现在每一个章节。不要总是将自己困在某个具体的问题之中，要知道，一旦你接受了这七句话所蕴含的思想，让它们牢牢成为你大脑的一部分，你就会变得强大，拥有足够的力量，任何问题都将迎刃而解。我们的目标，正是改变你的固有思维，帮你走出你那小小的有限世界。

请记住，造成问题的，并不是什么人、什么事情或什么原因，所有问题的根源，其实都是你对外在世界的一切如何看待，如何反应。要对自己的生活切实担起责任，不要轻易扔掉你本该拥有的力量。试着更多地去了解自己真正的内心和真实的想法；抛开拖你向下的负能量，借助引你向上的正力量，好好地经营生活。

　　"我给自己亮起一盏绿灯，以便更好地去了解，去学习。"

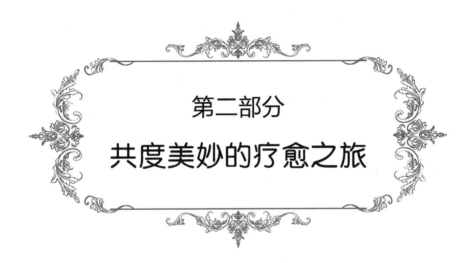

第二部分

共度美妙的疗愈之旅

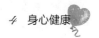

4 身心健康

"随时随地，我都将身体调整到最好水平，保持在最佳状态。"

你的健康状况怎么样？来自测一下吧。

☐我一年感冒三次。

☐我的体能水平很差。

☐一旦生病受伤，我恢复得很慢。

☐过敏对我而言是家常便饭。

☐我们家有心脏方面的家族病史。

☐我总是病痛不断，一个接一个。

☐我的后背总是疼个不停。

☐头疼时刻折磨着我。

☐我常常便秘。

☐我常常感到双脚酸疼。

☐我总是不爱惜自己的身体。

怎么样？其中有几条说的是你？下面我们一起来谈谈对于健康的看法。

在我看来，身体出现的每种疾病，根源都在我们自己。与生活中的一切一样，身体其实也是我们内心世界的外部映射。其实，我们的身体一直在与我们交流，如果我们能够花些时间用心聆听，该有多好！我们脑海中每闪过一个想法，身体中的细胞都会做出相应的回应。

一旦我们意识到疾病的背后其实是心理问题，我们就拥有机会去改变内心，进而治愈疾病。大多数人对"精神疾病"四个字都谈之色变，事实上，每一种病都是一位老师，教给我们之前意识不到的真相与病理。患病正是身体表达信息的一种方式，告诉我们在精神层面、在内心之中，具有错误的思维。要知道，很多时候我们的所信、所想、所说、所做，对我们的身体丝毫无益，甚至有害。我常常想象一幅画面——我们的身体摇着我们的衣袖，苦苦央求："求求你了，注意收看我发出的信息！"

不得不说，很多时候是我们自己想让自己生病。如今这个社会环境，我们已经习惯拿"生病"作为挡箭牌，堂而皇之地逃避责任，逃避上班，逃避上学，逃避讨厌的聚会，逃避一切所谓不愉快的事情。毫不夸张地说，现在的人们想要说个"不"字，都得先凭空捏造出个病来，才能大大方方地给自己开脱。

几年前，我曾读过一份有趣的调查报告。报告显示，所有看病就医的人中，其实只有30%的人会乖乖地遵守医嘱。《爱你的疾病》一书作者约翰·哈里逊（John Harrison）博士曾谈到，许多人看病，仅仅满足于把最严重的症状消减了就好，其余的只要能忍，就都无所谓。所以，医生与病人之间仿佛有个不成文的约定，彼此心照不宣——只要病人假装配合治疗，做做样子，就等同于给医生一个默许：我的病你不必根治，只要减轻最严重的症状就行。况且，这样的默契中，一个自愿掏腰包，另一个继续端坐权威的椅子，双方你情我愿，各自满意。

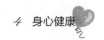

　　真正的"治病"，不仅仅是治疗身体，还包括精神与内心。我深深地认为，治病如果不先治疗精神，治愈内心，等于白治。即便症状暂时消失了，这些病迟早也会卷土重来，再次找上你。

📝 问答练习：健康问题，退！退！退！

　　一定要让某些想法持续破坏你的健康吗？想要摆脱它们吗？需要再强调一次：每当我们想要改变时，首先要做的就是大声说出来。不妨现在就对自己说："没有必要让任何东西损害我的健康！我要摆脱所有致病的元凶！"大声说一遍，再说一遍，看着镜子认真说一遍。每当你想到自己的身体状况，就大声说一遍。说出改变，这是改变的第一步。

1. 你的母亲有何疾病？请列在这里。

_____

_____

_____

_____

2. 你的父亲有何疾病？请列在这里。

_____

_____

_____

_____

3. 你自己有什么疾病？请列在这里。

_____

_____

_____

_____

4. 上面三题答毕，你看到三者之间的关联了吗？

_____

_____

_____

_____

📝 问答练习：健康与疾病

下面我们一起来看看你对健康、对疾病的看法。请回答下列问题。记住，请诚实回答，不要有任何隐瞒，无须有所保留。

1. 对于孩提时代生过的病，你还记得多少？

_____

_____

_____

_____

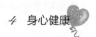

2. 关于疾病，你从父母身上学到了什么？

_____

_____

_____

_____

_____

3. 小时候生病时，你享受过什么特别优待吗？或者有什么其他"因祸得福"
   的事情吗？

_____

_____

_____

_____

_____

4. 关于疾病，你是否有某些从小养成的观念，并且至今仍然相信？

_____

_____

_____

_____

_____

5. 你可曾为自己的健康做过什么努力？

_____

_____

_____

_____

_____

6. 你是否想要改变自己的身体状况？如果想，你要做些什么？

_____

_____

_____

_____

_____

📋 问答练习：谈谈你对生病的看法

请诚实回答下列问题。

1. 我是怎么"作"，把自己"作"病的？

_____

_____

_____

_____

_____

2. 我会以生病为借口来逃避些什么？

_____

3. 每次生病时，我都想干些什么？

4. 小时候，每次生病，妈妈都会做些什么？

5. 生病时，我最害怕的是什么？

📝 练习：感受内心认定的力量

　　将内心的认定写在纸上，会迸发怎样的力量？下面让我们一起拭目以待。将内心的坚持写出来，能够大大增强意念的力量。下方的横线上，将自己内心的认定反复书写 25 遍，鼓励你写出自己的版本，或者可以参考下面几个示例。

1. 我的身体已经进入恢复期，正在走向痊愈，走向健康。

2. 身体传递的信息，我都用心倾听。

3. 现在的我，容光焕发，精力充沛，元气满满。

4. 身体无恙无疾，我心中满满都是感激。

5. 我肯定能拥有健康的体魄。

1._____

2._____

3._____

4._____

5._____

6._____

7._____

8._____

9._____

10._____

11._____

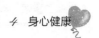

12._____

13._____

14._____

15._____

16._____

17._____

18._____

19._____

20._____

21._____

22._____

23._____

24._____

25._____

📝 问答练习：自我价值

这一环节，我们来看看你在健康方面的自我价值观。请回答下面所列的问题，并在每个问题之后写下一句积极的主观认定。

1. 我肯定能有个好身体吗?

有人这样回答：不可能。因为我们家有家族病史。

你的回答：

_____

_____

_____

　　可以在内心这样认定：现在的我，相信自己。我一定能够健健康康，元气满满。

　　你的内心，如何认定？

_____

_____

_____

_____

2. 关于自己的身体，我最害怕的是什么？

　　有人这样回答：我最怕的就是生病。

　　你的回答：

_____

_____

_____

_____

　　可以在内心这样认定：我现在身体很好，很安全。我会一直被爱包围。

　　你的内心，如何认定？

_____

_____

_____

_____

_____

3. 一直怀着上一题中的担心，你怎么样了？

有人这样回答：担心归担心，反正我又不用自己负什么责任。

你的回答：

_____

_____

_____

_____

可以在内心这样认定：我阳光自信，安全感满满。我的生活轻松惬意。

你的内心，如何认定？

_____

_____

_____

_____

4. 如果摆脱掉第 2 题中的担心，你又怕会发生什么？

有人这样回答：我必须学会长大。

你的回答：

_____

可以在内心这样认定：长大，没什么可怕的。

你的内心，如何认定？

好，现在再看本节最初的"健康自测单"，你有什么新的想法？不妨对照下面这个表格，将左边的每一项都对应到右边积极的主观认定。把这些正能量化为你日常生活的一部分。开车时，上班时，照镜子时，或者每当你感到负能量企图占据大脑时，就想想这些积极向上的内心认定，念给自己听。

如果你也是这样：	那就在内心这样认定：
我一年感冒三次。	无论什么时候，我都是安全的。 我的生活被爱包围，我的身体由爱守护。
我的体能水平很差。	我精力充沛，元气满满。
一旦生病受伤，我恢复得很慢。	我的身体恢复神速。

（续表）

如果你也是这样：	那就在内心这样认定：
过敏对我而言是家常便饭。	周围的世界很安全，我也很安全。 不焦虑，不紧张，我与世界和平共处。
我们家有心脏方面的家族病史。	家族是家族，我是我。我是健康的。
我总是病痛不断，一个接一个。	健康的体魄，现在轮到我拥有了。 无论过去如何，我把握当下，放眼未来。
我的后背总是疼个不停。	我的背后是生活给出的浓浓爱意与坚定的支持。我是安全的。
头疼时刻折磨着我。	我的大脑很平静，一切都好。
我常常便秘。	我愿意让生命的清泉在我体内流动。
我常常感到双脚酸疼。	我愿意继续向前，轻松迈出每一步。
我总是不爱惜自己的身体。	我懂得温柔对待自己的身体。 我懂得爱自己。

"我允许自己身心健康，安好无恙。"

再来一遍！——力量的源泉

♥ 我们每个人都是自己生活的第一责任人。

♥ 我们脑海中的每一个念头，都直接塑造着我们的未来。

♥ 每个人都难免心有怨恨，刻薄苛刻，心有悔愧，讨厌自己，但我们要做的，是不让这些情绪破坏我们的生活。

♥ 不管什么负面情绪，终究不过是自己的想法而已，而想法是可以改变的。

♥ 学会放下过去，学会原谅所有人，包括自己。

♥ 就在当下，肯定自己，接纳自己，这是开启积极改变的金钥匙。

♥ 力量的源泉永远在当下。

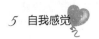

5 自我感觉

"感觉良好，是天地赋予我的权利。"

你的自我感觉如何？来自测一下吧！

☐我总是时时刻刻感到焦虑。

☐我有社交恐惧症，害怕与人接触。

☐我的孤独感很强烈。

☐表达自己对我而言很困难。

☐我控制不了自己的脾气。

☐我很难集中注意力。

☐所有人都和我对着干。

☐遇到不同的声音，我不敢坚持己见。

☐我觉得自己一无是处。

☐我总想找个地方躲起来，别让人们看到我。

以上这些，有没有哪一条戳中了你？如果有，你就要行动起来，重新找回良好的自我感觉。

所有痛苦中，感情上的伤痛最为伤人。每个人在生活中都会偶尔感到生气、伤心、寂寞、愧疚、焦虑或者害怕，这都无妨。但是一旦这些情绪太过强烈，占据了你的大脑，生活就会沦为一片"战场"，充满纠结与拉扯，使生活变得混乱和狼藉。

每当我们心中产生这样、那样的感觉，我们会有何反应？这一点十分重要。要把内心的感觉统统表现出来吗？要不要因此去折磨别人，或把自己的意愿强加于他人？或者我们会不会以这样、那样的形式折磨自己？

其实，导致各种负面情绪与消极感受的罪魁祸首，正是你脑子里的那一句"魔鬼"观点——"是我自己不够好"。想要拥有良好的心理状态，首先就要学会爱自己。**只要我们真正做到全心全意爱自己，认可自己，那么一切所谓的好与坏，都可以改变。**

接纳自己，就不要过分在意他人说什么。我们主观上对自己的种种错误认定，其实有许多都毫无事实根据。

举个典型的例子。几年之前，当时我还会偶尔以私人关系和患者见面。其中有一位名叫艾瑞克的小伙子，是一个职业模特，十分英俊帅气，收入也很可观。你也许会想，这样的人应该特别骄傲自信吧？其实不然，艾瑞克向我倾诉了他的苦恼。原来，当时的他每每去健身房时，都会觉得十分自卑，十分煎熬，原因竟然是他认为自己长得"丑"。

在治疗过程中，我逐渐得知他小时候，一个邻居的孩子经常欺负他，叫他"丑八怪"。这个孩子甚至还动手打他，常常威胁他，吓唬他。为了摆脱这个孩子的纠缠，艾瑞克自那时便学会了躲避，以谋求内心的一点点安全感。也就是说，他从那时起便开始在自己脑中植入了"我不够好"这样的观念，错误地认定"我是个丑八怪"。

后来，通过一系列的镜面训练和自爱意识的培养，还有积极的主观

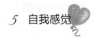

认定，艾瑞克取得了可喜的改变。即便如此，曾经的容貌焦虑还是偶尔会死灰复燃，阴魂不散。但没有关系，他早已不再害怕，因为现在的他已经拥有了正确的"御敌"方法。

要记住，任何不良的自我感觉，都始于我们对自己这样、那样的负面认定。只要我们懂得奋起反击，这些魔鬼便无计可施。任何的想法，不过都是不同的词语组合起来，没有什么实质意义。那么，谁能够赋予这些词语意义？没错，是我们自己。是我们自己为那些负面的想法买账，被那些消极的词语洗脑，一遍又一遍在心中加固，最终让自己深陷其中，认定自己是多么糟糕。如今看来，这种做法是多么愚蠢。相同的词语，要被赋予怎样不同的意义？别忘记，选择的权力就掌握在我们自己手里。

亲爱的朋友，无论你有什么样的痛苦，请坚定地选择积极的意义。只有积极的意义，才能营养心灵，支撑生命。

镜面训练

在感情生活中，你是否认为自己能够获得内心的平静？若说"不能"，那么你就是自己在阻拦自己。所以，请对着镜中的自己大声说："我能获得内心的平静，我现在就准备好了！"说一遍还不够，请再说几遍。

1. 说出这句话的时候，你产生了怎样的感受？

_____

_____

_____

_____

_____

2. 身体有什么感觉?

_____

_____

_____

_____

_____

3. 说完之后，想法有所改变吗？还是仍然觉得自己不值？

_____

_____

_____

_____

_____

亲爱的朋友，只要你心生负面的想法，就立刻告诉自己："我要摆脱这种想法。它是我向上、向好的绊脚石。我应该感觉良好，不该自我怀疑！"

一遍不行，就再来一遍，直到你的内心真正这样认定。或者索性一连说上好几天，也不是不可以。也许你会觉得不屑，认为这是冒傻气。是啊，对着镜子和自己讲几句话，能有什么用？你并不相信这样做的效果。但是我要以自己的亲眼所见告诉你：这种做法的确有效，许多人已经用这个方法收获了不同的自己。你每迈出小小的一步，都是在为明天的自己构建奇迹。

📝 练习：与自己内心的小孩一起玩耍吧！

如果因为焦虑、恐惧太甚而无法自处，那么就要想想，是不是遗忘了住在自己内心的那个孩子？我们需要想办法与他（她）重新建立联系，陪他（她）玩耍。那么，你想玩些什么呢？不必在意别人，仅仅为了自己，你会玩些什么，以便让自己找回失去的快乐？

请想出至少 15 种方式，让自己与内心的孩子一起尽情放松，寻回快乐。可以找本好书读读，或者看个电影，或者养养花草，写写日记，要么干脆泡个热水澡，这些主意都很不错。除此之外，不妨回归童真，哪怕"幼稚"一点又何妨。好好想想，写在这里。

可以找片沙滩尽情奔跑，找个校园荡荡秋千，也可以找几只蜡笔画一张画，或者找棵大树去爬一爬。想到什么，就列在这里。试着一天做一件，开启属于自己的快乐心灵疗愈。

1.＿＿＿＿＿＿＿＿＿＿＿＿＿＿＿＿＿＿＿＿＿＿＿＿＿＿＿＿＿

2.＿＿＿＿＿＿＿＿＿＿＿＿＿＿＿＿＿＿＿＿＿＿＿＿＿＿＿＿＿

3.＿＿＿＿＿＿＿＿＿＿＿＿＿＿＿＿＿＿＿＿＿＿＿＿＿＿＿＿＿

4.＿＿＿＿＿＿＿＿＿＿＿＿＿＿＿＿＿＿＿＿＿＿＿＿＿＿＿＿＿

5.＿＿＿＿＿＿＿＿＿＿＿＿＿＿＿＿＿＿＿＿＿＿＿＿＿＿＿＿＿

6.＿＿＿＿＿＿＿＿＿＿＿＿＿＿＿＿＿＿＿＿＿＿＿＿＿＿＿＿＿

7.＿＿＿＿＿＿＿＿＿＿＿＿＿＿＿＿＿＿＿＿＿＿＿＿＿＿＿＿＿

8.＿＿＿＿＿＿＿＿＿＿＿＿＿＿＿＿＿＿＿＿＿＿＿＿＿＿＿＿＿

9.＿＿＿＿＿＿＿＿＿＿＿＿＿＿＿＿＿＿＿＿＿＿＿＿＿＿＿＿＿

10.＿＿＿＿＿＿＿＿＿＿＿＿＿＿＿＿＿＿＿＿＿＿＿＿＿＿＿＿＿

11.＿＿＿＿＿＿＿＿＿＿＿＿＿＿＿＿＿＿＿＿＿＿＿＿＿＿＿＿＿

12._____

13._____

14._____

15._____

　　写下的这些"幼稚"活动，你是否都已一一实践？现在看看自己，是不是感觉已经大不相同。没错，不要忘记自己内心的孩子，记得多陪他（她）玩耍，为你、为他（她）找到乐趣，制造开心。自我疗愈中的你与他（她），要记得时时紧密联系。

📝 练习：列出你的"感谢清单"

　　你想对谁或者对什么说声"谢谢"？你的一天是如何开始的？早晨醒来，你说的第一句话是什么？是积极的，还是消极的？拿我来说，我每天都会花大约十分钟时间，在内心一一感谢生活中所有的美好。现在，请你也将内心的感谢表达出来。

　　生活中，有什么人、什么事，让你心怀感激？请列出 10 项。如果一时想不出来，那也没关系。慢慢来，不限时，哪怕思考一个月都可以。答案也不限 10 个，只要想到就随时加上。闭上眼睛，好好想想吧。

1._____

2._____

3._____

4._____

5._____

6._____

7._____

8._____

9._____

10._____

📝 问答练习：积极的自我感觉

你的自我感觉如何？现在我们一起看一看。请在下面的横线上写出自己的 50 个优点和长处。在书写的过程中，请格外留心自己的内心感觉变化。是否在写某一条时，内心有所抗拒？你是否很难看到一个正面、优秀的自己？不要灰心，不要丧气，接着写下去，永远不要忘记自己那股超人般的能量！

1._____

2._____

3._____

4._____

5._____

6._____

7._____

8._____

9._____

10._____

11._____

12._____

13._____

14._____

15._____

16._____

17._____

18._____

19._____

20._____

21._____

22._____

23._____

24._____

25._____

26._____

27._____

28._____

29._____

30._____

31._____

32._____

33._____

34._____

35._____

36._____

37._____

38._____

39._____

40._____

41._____

42._____

43._____

44._____

45._____

46._____

47._____

48._____

49._____

50._____

好，现在回头去看本节开头的那张自测单，是否已经感觉大不相同？请在下面的表格中一一找到每一条所对应的积极主观认定，在日常生活的每一天念给自己听。

如果你也是这样：	那就在内心这样认定：
我总是时时刻刻感到焦虑。	我心境平和，不急不躁。
我有社交恐惧症，害怕与人接触。	先好好爱自己，接纳自己。随后你会发现，爱身边的人也很容易。
我的孤独感很强烈。	有点儿变化而已，无须恐惧。我是安全的。
表达自己对我而言很困难。	我不惮表达自己，说出自己的内心不会引发任何危机。

（续表）

如果你也是这样：	那就在内心这样认定：
我控制不了自己的脾气。	无论是与自己，还是与生活，我都可以握手言和，和谐相处。
我很难集中注意力。	我的内心澄澈明亮。
所有人都和我对着干。	可爱如我，人见人爱，花见花开。
遇到不同的声音，我不敢坚持己见。	我就是我，我能做到坚持自己。明智的人坚定自己的立场，愚蠢的人放弃自己的声音。
我觉得自己一无是处。	我的生活欣欣向荣。
我总想找个地方躲起来，别让人们看到我。	过去的恐惧与局促，已经统统被我抛诸脑后。

"我允许自己歇一口气，放松自己。"

再来一遍！——力量的源泉

♥ 我们每个人都是自己生活的第一责任人。

♥ 我们脑海中的每一个念头，都直接塑造着我们的未来。

♥ 每个人都难免心有怨恨，刻薄苛刻，心有悔愧，讨厌自己，但我们要做的，是不让这些情绪破坏我们的生活。

♥ 不管什么负面情绪，终究不过是自己的想法而已，而想法是可以改变的。

♥ 学会放下过去，学会原谅所有人，包括自己。

♥ 就在当下，肯定自己，接纳自己，这是开启积极改变的金钥匙。

♥ 力量的源泉永远在当下。

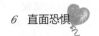

6 **直面恐惧**

"恐惧不过是自己的一种想法而已。只要是想法，都可以摒弃。"

你的心中是否有恐惧？来自测一下吧！

☐ 我不敢走出房门。

☐ 怎么做都无济于事，我没救了。

☐ 一想到要变老，我就感到害怕。

☐ 我不敢坐飞机。

☐ 与人接触令我害怕。

☐ 万一哪天我无家可归了怎么办？

☐ 一开车，我就会犯幽闭恐惧症。

☐ 万一我将来死得很痛苦怎么办？

☐ 我不敢独自待着。

以上这几条，有多少条戳中你的内心？这一节，让我们一起解密"恐惧"究竟是如何在我们的头脑中运转的。

其实，在任何场景下，我们都有两种截然不同的选择：要么选择爱，要么选择恐惧，你选择什么？很多时候，我们害怕改变，却又害怕不变；面对未来会担心，面对机遇也会害怕犹豫，徘徊不定。害怕自己一个人，却又害怕与人靠得太近。自己的需求和真实的面孔，害怕为人所知；不想被往事羁绊，却又不敢放手过去。

请不要忘记，选择始终有两个，一个是恐惧，而另一个是爱。你有没有看到，爱是所有人共同寻找的魔法。爱自己多一点，生活就会焕发活力。当然，所谓爱自己，绝不是贪慕虚荣，自高自大，因为这些都不是爱，而是恐惧的一种。**真正的爱自己，是从内心尊重自己，对于自己奇妙的身体、大脑与心灵心怀感激。**

恐惧袭来时，要提醒自己，怕这怕那，其实是不够爱自己，不够信任自己。自我感觉不佳，就会影响到内心的决策过程。一个人如果对自己没有信心，如何能够做出正确的决定？

美国心理学家苏珊·杰弗斯（Susan Jeffers）博士有一本了不起的著作《惧动力：拓展自我的根本力量》。书中她谈到，"所有人，每当在生活中面对未知或遭遇陌生之时，都会心生恐惧。然而必须看到，许多人可以扛住恐惧，着手面对，那么足以说明恐惧完全不是问题。"此外，她更谈到，真正的绊脚石并非恐惧本身，而是我们选择去恐惧，任其支配自己的内心。面对同一件事，我们可以选择不同的出发点，要么从力量的角度迈步前进，要么从无助的角度畏缩不前。如此看来，"恐惧"本身便是被扣了黑锅，"怕"与"不怕"也变得毫不相干。

很多时候，眼睛所"看到"的问题，其实不过是大脑中所"认定"的问题。抛开一切，冷静地找到真正的问题所在，我们就会发现，自我感觉不佳，不够爱自己，这才是问题的本质和根源。我们每个人都是完美的存在，永远美好，永远美丽，永远在变化，变化永远不会停止。我

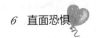

们每个人都是以自己当下所有的理解能力、知识储备和认知能力，尽力做最好的自己。随着岁月流转，经过层层蜕变，今天的"最好"会变为明日的"更好""再更好"，甚至"更更好"。

📝 放松练习：学会放手

在本次练习环节开始前，你可以先做一个深呼吸。呼气时，将所有的紧张感排出体外，放松自己。首先，放松头皮，舒展前额，让整个面部紧张的肌肉松弛下来。做这个练习，需要整个头部处于完全放松的状态。接着，放松舌头，放松喉咙，放松肩膀。试着在胳膊与手臂完全放松的状态下拿起一本书，不妨现在就试试。接下来，继续放松背部，放松腹部，放松骨盆。随着呼吸逐渐平缓舒长，让这种松弛感逐步传递到双腿与双脚，一直到脚趾的末端。

读罢这一节的开场白之后，现在的你是否已经感觉大不一样？此刻，你的全身还有多少部位仍旧紧张？要知道，任何身体上的紧张，都源于思想上的紧张。

此刻，相信你已经感到全身放松，松弛舒适。请告诉自己："我愿意放手。我懂得放手，我懂得挣脱。抛掉所有紧张，所有恐惧，所有愤怒，所有愧疚，所有悲愁。解开旧的桎梏，挣脱固有的束缚。我懂得放手，内心宁静淡泊。我与自己安然相处，在生活的长河中怡然自得。我懂得放手，所以我的内心从不缺乏安全感。"

这样的放松练习不妨再做两到三次。体会自我放松，感受放手的力量。每每心生畏惧，就做一次放松练习。经常练习，慢慢养成习惯，让这个练习成为你日常生活的一部分。熟悉之后，你可以随时随地来一场全身心的放松，任何地点，任何场合，你都可以成为一个安然舒畅的自己。

📝 问答练习：直面恐惧，积极认定

请在下面每个板块中列出自己心中最大的恐惧。随后，请针对这一恐惧写下一句积极的主观认定。

1. 关于事业

有的人会说：我好害怕自己的价值无人看到。
你会怕什么呢?

_____

_____

_____

_____

可以在内心这样认定：工作中，身边的每个人都欣赏我的能力。
你的内心，如何认定?

_____

_____

_____

_____

2. 关于住房

有的人会怕：我永远都不能有一个属于自己的家。

你会怕什么呢?

_____

_____

_____

_____

_____

可以在内心这样认定:一定有一个温暖美好的家在等着我。我现在就做好准备,迎接它的出现。

你的内心,如何认定?

_____

_____

_____

_____

_____

3. 关于家庭

有的人会怕:父母永远不可能接受真实的我。

你会怕什么呢?

_____

_____

_____

_____

_____

可以在内心这样认定:我接受父母,同样,他们也怀着一颗包容的心,接受我，爱护我。

你的内心，如何认定？

_____

_____

_____

_____

4. 关于金钱

有的人会说：我怕穷。

你会怕什么呢？

_____

_____

_____

_____

可以在内心这样认定：我相信，生活是爱我的，我所有的需求都会得到满足。

你的内心，如何认定？

_____

_____

_____

_____

5. 关于相貌

有的人会认为：我又胖又丑，一点都不好看。

你会怕什么呢?

_____

_____

_____

_____

可以在内心这样认定：我要解脱自己，不再苛责自己的身体。

你的内心，如何认定?

_____

_____

_____

_____

6. 关于性

有的人会担心：性爱中，我总害怕不得不假装，不得不"表演"。

你会怕什么呢?

_____

_____

_____

_____

可以在内心这样认定：我是放松的，生命的泉水自然流动，轻松而愉悦。

你的内心，如何认定？

_____

_____

_____

_____

_____

7. 关于健康

有的人会说：我怕生病，怕自己无法照顾自己。

你会怕什么呢？

_____

_____

_____

_____

可以在内心这样认定：我很有福气，每每身体有恙，总能得到帮助与照顾。

你的内心，如何认定？

_____

_____

_____

_____

8. 关于人际关系

有的人会担心：没有人会喜欢我的。

你会怕什么呢?

_____

_____

_____

_____

可以在内心这样认定：我值得被爱，值得被接纳。我爱自己。

你的内心，如何认定?

_____

_____

_____

_____

9. 关于衰老

有的人会说：我很怕老去。

你会怕什么呢?

_____

_____

_____

可以在内心这样认定：打破年龄的界限，生活具有无限可能性。

你的内心，如何认定？

_____

_____

_____

_____

10. 关于死亡

有的人会担心：如果人死之后根本没有什么下辈子，那岂不是完了？

你会怕什么呢？

_____

_____

_____

_____

可以在内心这样认定：我相信生命的滚滚进程。我们每一个人，都行走在通往无限永恒的美丽旅途中。

你的内心，如何认定？

_____

_____

_____

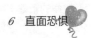

_____

_____

📝 书写练习：写下积极的主观认定

　　刚刚的问答练习中，哪一条恐惧是你一下子就想到或者感觉最强烈？通过视觉化，在脑海中想象自己穿越恐惧，挣脱束缚，收获积极的成效。继续想象自己得到解脱后自由自在、平和安然的模样。将自己内心积极的主观认定写在这里，重复写25遍。在书写之中，感受自己的力量。

1._____

2._____

3._____

4._____

5._____

6._____

7._____

8._____

9._____

10._____

11._____

12._____

13._____

14._____

15._____

16._____

17._____

18._____

19._____

20._____

21._____

22._____

23._____

24._____

25._____

现在，我们再次将本节开头的那份自测单放在这里，给每一项都对应一条积极的主观认定，让这样的积极认定成为生活的一部分。可以经常对自己说，在车里时，在工作间隙，对着镜中的自己，或者任何有负面情绪的时刻，把它们念给自己听。

如果你也是这样：	那就在内心这样认定：
我不敢走出房门。	世界保护着我，我一直都很安全。
怎么做都无济于事，我没救了。	我的每个决定，都是对我而言最好的决定。
一想到要变老，我就感到害怕。	我处在最好的年纪，享受每一刻崭新的时光。
我不敢坐飞机。	我将自己牢牢锁定在安全的港湾中，我接受生活每一个最好的安排。
与人接触令我害怕。	无论走到哪里，我都被爱包围，安全感满满。

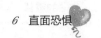

（续表）

如果你也是这样：	那就在内心这样认定：
万一哪天我无家可归了怎么办？	天地如此之大，总有我安身之处。我的内心安稳从容。
一开车，我就会犯幽闭恐惧症。	我是放松的，带着欢快的笑脸、轻松的心境与舒畅的身心，继续向前！
万一我将来死得很痛苦怎么办？	将来的我，会在尽享晚年之后，躺在舒适温暖的床上安然离去。
我不敢独自待着。	我向世界表达爱，释放爱，所以走到哪里，我都会收到爱、吸引爱。

"我允许自己放松，放手，享受内心的宁静与安定。"

再来一遍！——力量的源泉

♥ 我们每个人都是自己生活的第一责任人。

♥ 我们脑海中的每一个念头，都直接塑造着我们的未来。

♥ 每个人都难免心有怨恨，刻薄苛刻，心有悔愧，讨厌自己，但我们要做的，是不让这些情绪破坏我们的生活。

♥ 不管什么负面情绪，终究不过是自己的想法而已，而想法是可以改变的。

♥ 学会放下过去，学会原谅所有人，包括自己。

♥ 就在当下，肯定自己，接纳自己，这是开启积极改变的金钥匙。

♥ 力量的源泉永远在当下。

7 理解愤怒

"我以爱的心怀，包容自己所有的情绪。"

你爱生气吗？来自测一下吧！

☐我害怕生气。

☐我一发火就管不住自己。

☐我根本没有愤怒的权利。

☐生气不好。

☐只要有人发怒，我就感到害怕。

☐发怒很危险。

☐父母不允许我表达愤怒。

☐一旦发怒，人们就不喜欢我了。

☐即便有怒火，也要憋在心里。

☐我老生闷气，把自己都气病了。

☐我从来没有发过火。

☐一旦发火，势必会伤害到别人。

以上这些，哪一条说中了你？不要小看"愤怒"这一情绪，它很可

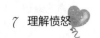
能是横在你我生活中的一块巨石，阻碍着通往幸福的路。

愤怒、发火、生气，本是一种自然的情绪，无甚要紧。连小小的幼儿都会生气，孩童哇哇大哭，尽情表达一通，气消了，也就好了。然而我们早已不再是小孩儿。从小到大，总会有这样的声音教育我们："别动不动就发火，这样不雅，不礼貌，不讨人喜欢。"于是，我们逐渐学会了把气憋在心里，咽进肚子里。这样，越来越多的怒气便囤积在体内，潜藏在关节，渗透进肌肉。气越积越多，会形成一大团怨气，甚至仇恨。心中的怨气层层堆叠，无处释放，就会化为身体疾病，要么关节发炎，要么这儿疼那儿疼，有的甚至会变为可怕的癌细胞，暗中侵蚀本应健康的身体。

其实，我们应当学会**正视自己的任何情绪**，其中当然也包括怒气。要找到积极的排解方式，把心中的怒气正确地发泄出去。说到"发泄"，绝非野蛮地打架滋事，也非一味地数落抱怨。一句简简单单的"这样不好，我很生气""你这样做，我很愤怒"即可，大大方方地表达。假使场合不便，不好直言，我们还有许多别的排解方法：把脑袋闷在枕头中大喊几声，用拳头捶打床垫、捶打枕头，都可以，或者出去跑跑步，打打球，哪怕关上车窗尽情大喊几声，都无伤大雅，都是排解怒气的健康方式。

1. 你的家人发怒，一般都是什么样子？

_____

_____

_____

_____

_____

2. 你的父亲生气时，他会怎么做？

_____

_____

_____

_____

3. 你的母亲生气时，她会怎么做？

_____

_____

_____

_____

4. 你的兄弟姐妹生气时，都会怎么做？

_____

_____

_____

_____

5. 在你们家里，有没有一个人总是扮演替罪羊的角色？

_____

_____

_____

_____

_____

6. 小时候的你，生气时会怎么做？

_____

_____

_____

_____

7. 小时候的你，心中有怒气会表达出来，还是憋在心里？

_____

_____

_____

_____

8. 如果憋在心里，你是如何做到的？

_____

_____

_____

_____

_____

9. 曾经的你，是否：

暴饮暴食？   是 □ 否 □

常常生病？   是 □ 否 □

总是很倒霉？   是 □ 否 □

总与人发生冲突？   是 □ 否 □

学习很差？   是 □ 否 □

常常流眼泪？   是 □ 否 □

10. 现在的你，生气时会怎么做？

_____

_____

_____

_____

11. 观察家人与自己，你是否看到了属于你们家的特点？

_____

_____

_____

_____

12. 你发泄怒气的方式，和哪位家庭成员最像？

_____

_____

_____

_____

_____

13. 你是否拥有发火的"权利"?

_____

_____

_____

_____

_____

14. 如果没有的话,为何没有? 谁说你没有?

_____

_____

_____

_____

_____

15. 你是否真正允许自己以合理的方式正确排解所有情绪?

_____

_____

_____

_____

如果此刻你心中正背负着很大的负面情绪，那么有一个简单快捷的小妙招帮你排解。你可以上下跳一跳，大声说："负面情绪滚出去！负面情绪滚出去！"试试吧，这个办法很有效，负面情绪很快就会消散一大半。

如果你心中的怒气已经积压甚多，囤积已久，那么你属于经常生气的类型。也许表面上风平浪静，但囤积的怒气却在暗中积累，一个小小的火星都会随时引发熊熊烈焰。也许你以为自己并不经常发怒，然而你并未意识到，你常常愤愤不平，嘟嘟囔囔，内心灰暗，尖酸刻薄。你常常言语苛刻，说三道四，不仅针对身边的人，还针对你自己，因为你对自己也少有满意。此时，不妨问问自己这样三个问题。

1. 一天到晚生气，我究竟得到了什么？

_____

_____

_____

_____

2. 如果可以摆脱这一肚子闷气，会有怎样不同的生活？

_____

_____

_____

_____

3. 我愿意试着原谅一切、解脱自己吗?

📝 练习：写封信吧

想一想，有谁让你生气? 也许是前不久的某人，或者是什么陈年旧怨，都可以。试着给此人写一封信，尽情痛诉你胸中的郁郁不平，坦白你内心的真实感受。不要有任何保留，怎么想就怎么写。如果下面横线的空间不够，你可以另附纸，写它个畅快淋漓。

写完了吧？好，现在读一遍，折起来，在外面写下这样一行字：其实，我真正想要的，是你的爱与肯定。写好之后就烧了它吧，让积压许久的怒气随着小小的火苗一起灰飞烟灭。

📝 镜面训练

想着刚才那个让你生气的人，或者换另一个人，都可以。找一面镜子，坐下来，不要忘记备些纸巾。看着镜中的自己，将自己的眼睛想象为对方的眼睛。认真地，一字一句地告诉对方你心中的怒气。

讲述完以后，不要忘记认真说一句："其实，我真正想要的，是你的爱与肯定。"的确，我们每个人都需要爱，需要肯定，我们需要他人的给予，他人同样也需要我们的回应。相互的爱与肯定是和谐的源泉。

如何才能从怒气中解脱自己？我们需要冲破心中旧有的桎梏与牢笼。不妨再次看着镜中的自己，告诉自己："我愿意放手，让怒气消散。我不愿再整天黑着脸，憋着气。"留心倾听自己内心的声音：你是真的想要放下，还是不愿走出过去？

现在，我们将本节开头的自测表搬到这里，每一项都对应积极的主观认定。老规矩，坐在车里时，刷牙洗脸时，对着镜子时，或者任何感到有负面情绪的时候，对自己念一念，让它成为生活的一部分。

如果你也是这样：	那就在内心这样认定：
我害怕生气。	我能够正视自己所有的情绪。 正视自己的愤怒，这并不可怕。
我一发火就管不住自己。	我会在适当的场合，以适当的方式，表达我的怒气。
我根本没有愤怒的权利。	我的一切情绪都是合理的。

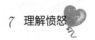

（续表）

如果你也是这样：	那就在内心这样认定：
生气不好。	生气是正常的情绪，人人都会生气。
只要有人发怒，我就感到害怕。	我会温柔安抚自己内心的孩子，给彼此足够的安全感。
发怒很危险。	任何情绪来袭都不必担心，我是安全的。
父母不允许我表达愤怒。	尊重自由而独立的自己，越过父母无形的限制。
一旦发怒，人们就不喜欢我了。	坦诚的人，从来不会缺少爱。
即便有怒火，也要憋在心里。	我会合理排解自己的怒气。
我老生闷气，把自己都气病了。	自然释放情绪，保持健康的自己。
我从来没有发过火。	我允许自己拥有任何情绪，当然也包括怒气。
一旦发火，势必会伤害到别人。	合理表达自己的情绪，身边的人不会受到伤害。

"我允许自己正视所有的情绪。"

再来一遍！——力量的源泉

♥ 我们每个人都是自己生活的第一责任人。

♥ 我们脑海中的每一个念头，都直接塑造着我们的未来。

♥ 每个人都难免心有怨恨，刻薄苛刻，心有悔愧，讨厌自己，但我们要做的，是不让这些情绪破坏我们的生活。

♥ 不管什么负面情绪，终究不过是自己的想法而已，而想法是可以改变的。

　　♥ 学会放下过去，学会原谅所有人，包括自己。

　　♥ 就在当下，肯定自己，接纳自己，这是开启积极改变的金钥匙。

　　♥ 力量的源泉永远在当下。

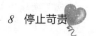

8 停止苛责

"宽容地对待自己和他人，让每个人拥有自由的呼吸。"

你是个爱批评和刻薄的人吗？来自测一下吧！

☐ 怎么到处都是马路杀手？不会开车就别开！

☐ 到处都是蠢货。

☐ 我就是个蠢蛋。

☐ 唉，都怪我太胖，不然的话我也能去。

☐ 从来没见过这么难看的衣服！

☐ 他们就是一群傻子，根本干不了这个活。

☐ 我怎么这么笨！

☐ 怎么身边的人都是些垃圾？

☐ 隔壁邻居一天到晚吵死了。

☐ 反正也没人在乎我的想法。

☐ 她的车居然那么旧，你敢相信？

☐ 我一听见他笑就觉得烦。

你的心里是否也经常冒出类似的声音？你是否也这样没完没了地说这不好、那不对？你的眼睛是否也会看这不顺眼、看那也不顺眼？你是否也会对人对事评头论足，横加指责？你是否喜欢站在所谓的道德制高点上，自以为是地发表自己刻薄而狭隘的观点？

其实我们大多数人都免不了如此，一旦成了习惯，就愈发难以改变。所以，我们应即刻就开始着手，摆脱爱批评和刻薄的坏习惯。毫不夸张地说，这样的坏习惯，犹如亲手破坏了自己的生活。只有这双破坏之手真正停下，我们才能真正学会爱自己，拥抱新生活。

孩童时期的我们，对生活抱有最大的接受度。小小的你抬眼看世界，眼中尽是天真与好奇。除非看到了什么可怕的事情，或者有坏人要伤害你，其余的一切你全部当作生活该有的样子，照单全收。可是渐渐地，你长大了，将许许多多别人的观念听进了耳朵，嵌入了心里。悄无声息地，你也被这些观念牵引，所以你学会了去批评，去挑理儿。

1. 在批评与刻薄这方面，你们家有什么特点？

_____

_____

_____

_____

2. 在批评与刻薄这方面，你从母亲身上学到了什么？

_____

_____

_____

_____

_____

3. 曾经有什么人或什么事，让她说过不好？

_____

_____

_____

_____

_____

4. 她有没有说过你不好？

_____

_____

_____

_____

_____

5. 如果有，是因为什么？

_____

_____

_____

_____

_____

6. 你的父亲爱指手画脚吗？都在什么时候？

_____

_____

_____

_____

7. 他会说自己的不好吗？

_____

_____

_____

_____

8. 他会说你不好吗？

_____

_____

_____

_____

9. 在你家里，相互指责是一种常态吗？

_____

_____

_____

_____

_____

10. 相互指责会发生在什么时候? 出于什么原因?

_____

_____

_____

_____

11. 你第一次遭到批评是什么时候, 还记得吗?

_____

_____

_____

_____

_____

12. 你们家都是如何评判邻居的?

_____

_____

_____

_____

_____

13. 上学的时候，有没有一位喜爱你、支持你的老师？老师们会表扬你的
    优点，还是一味地指出你的缺点？他们都指出了些什么？

_____

_____

_____

_____

14. 现在你是否已经意识到某种联系？童年时期家庭与学校的评判、批评，
    是否确实影响到了今天的你？仔细想想，整个小时候，最爱指手画脚的
    人是谁？

_____

_____

_____

_____

　　或许你曾听到过这样的声音："要多多反思自己，看到自己的不足，
才能鞭策自己。"其实，这样的观点我压根儿就不接受！

　　在我看来，批评的声音会让灵魂萎靡，它非但不会让我们走向更好，
反而会无休止地加强那个魔鬼般的声音："是我自己不够好。"想要更
好的自己，就要远离批评的声音。

✍ 练习：试着丢掉"应该"二字

　　我常常跟人说，"应该"二字是我们日常话语中杀伤力最强的一个词。

每当我们说出"应该"二字，实际上就相当于说了一个"错"字，要么现在错了，要么过去错过，或者未来会错，反正都是错。所以，我们要将"应该"这个词逐出我的字典，今后凡是要用"应该"的地方，都以"可以"替换。"可以"是一个温柔的词，它带给我们新的可能性，而且永远不含有指责。现在，请想出五件你自认为"应该"去做的事，列在这里。

我应该：

1._____

2._____

3._____

4._____

5._____

现在，请将每一句的"应该"换成"可以"，再写一遍。

1._____

2._____

3._____

4._____

5._____

现在，问问自己：既然有这么多"可以"，为何一直没有去做？或许，你已经发现，这么多年来你一直指责自己未完成的事，要么是你自己根本不想做，要么一开始就是别人强加于你的。所以，纵览你的人生，有多少"应该"其实都大可不必？

📝 练习：列出你的自责清单

你觉得自己哪里不好？请列出五项：

1.＿＿＿＿＿＿＿＿＿＿＿＿＿＿＿＿＿＿＿＿＿＿＿＿＿＿＿＿＿＿＿

2.＿＿＿＿＿＿＿＿＿＿＿＿＿＿＿＿＿＿＿＿＿＿＿＿＿＿＿＿＿＿＿

3.＿＿＿＿＿＿＿＿＿＿＿＿＿＿＿＿＿＿＿＿＿＿＿＿＿＿＿＿＿＿＿

4.＿＿＿＿＿＿＿＿＿＿＿＿＿＿＿＿＿＿＿＿＿＿＿＿＿＿＿＿＿＿＿

5.＿＿＿＿＿＿＿＿＿＿＿＿＿＿＿＿＿＿＿＿＿＿＿＿＿＿＿＿＿＿＿

　　列好了吗？现在，请在每一项旁边加上一个日期。什么日期呢？这一项是在什么时候让你的生活出错，开始把你的生活搞砸，那就把这个日期重重记下。

　　怎么样，是不是感到很惊讶？你是不是已经发现，自己已经因为同样的事情责怪自己很久了？一味地自责根本没有带来任何积极的改变，难道不是吗？没错，相信你已经明白，自我批评根本没有用，反而会让你陷入"是我自己不够好"的泥沼。所以停下吧，不要再自我批评！

　　孩子的成长与进步需要爱，需要被人接纳，更需要肯定的声音与欣赏的眼光。即便需要纠正，也大可不必一味地强调"你如何如何错了"，而是应该温柔地引导，告诉孩子"还有比这更好的做法哦"。其实不光孩子需要肯定，大人又何尝不是？哪怕已是人到中年，甚至步入晚年，我们的内心永远居住着一个孩子，这个孩子永远需要爱与肯定。

　　"亲爱的孩子，我爱你。我知道你在尽力做到最好。"

　　"做自己就好，你很完美。"

　　"每一天都是更好的你。"

　　"你的想法，我同意！"

　　"这样，让我们一起看看还有没有比这更好的办法！"

　　"成长是充满快乐的，我们一起来完成。"

　　这些话是每一个孩子希望听到的。不为别的，只因这样的温柔与肯定会让孩子感受到美好。感觉好了，就会精神饱满，努力做最好的自己。只有在爱与肯定中长大的孩子，才能如花朵一般绽放，开出最美的姿态。

不管是你生养的孩子，还是你自己内心的那个孩子，都是一样。但凡长期听到的都是"你怎么能这样""你不对""你错了"这样的话语，那么突然听到积极肯定的赞扬时，都需要相当长的一段时间才能完全接受、完全习惯。所以，不妨现在就下定决心拒绝批评，拒绝自我批评，坚持下去，奇迹就会发生，你会焕然一新，绽放不一样的自己。

给自己一个月的时间，**多与自己内心的孩子说积极和肯定的话语，**多用一些刚刚列出的说法，给自己最大的鼓励。或者，你可以自己想一些新的说法，写出来，随身带着。一旦发现自己又有指手画脚的冲动，就拿出来，读两三次，读给自己听。最好的办法仍旧是找一面镜子，看着镜中的自己，大声地、认真地念给自己，念到自己心里去。

📝 问答练习：你最烦看到谁？

有哪些人招你烦？请列出五位，写出他们让你厌恶的原因。

示例：

乔治。他一天到晚拉着脸，从来不笑。
萨利。她的妆化得太难看了。

1.＿＿＿＿＿＿＿＿＿＿＿＿＿＿＿＿＿＿＿＿＿＿＿＿＿＿＿

2.＿＿＿＿＿＿＿＿＿＿＿＿＿＿＿＿＿＿＿＿＿＿＿＿＿＿＿

3.＿＿＿＿＿＿＿＿＿＿＿＿＿＿＿＿＿＿＿＿＿＿＿＿＿＿＿

4.＿＿＿＿＿＿＿＿＿＿＿＿＿＿＿＿＿＿＿＿＿＿＿＿＿＿＿

5.＿＿＿＿＿＿＿＿＿＿＿＿＿＿＿＿＿＿＿＿＿＿＿＿＿＿＿

现在，还是上面这五位，我们来换个主题。这一次，请列出他们每一位身上的闪光点来。不要急着说"没有"，一定有的，认真想一想，哪怕很小的方面也可以。

1.＿＿＿＿＿＿＿＿＿＿＿＿＿＿＿＿＿＿＿＿＿＿＿＿＿

2.＿＿＿＿＿＿＿＿＿＿＿＿＿＿＿＿＿＿＿＿＿＿＿＿＿

3.＿＿＿＿＿＿＿＿＿＿＿＿＿＿＿＿＿＿＿＿＿＿＿＿＿

4.＿＿＿＿＿＿＿＿＿＿＿＿＿＿＿＿＿＿＿＿＿＿＿＿＿

5.＿＿＿＿＿＿＿＿＿＿＿＿＿＿＿＿＿＿＿＿＿＿＿＿＿

今后，每当你想到这五个人，就拿出这个列表，想想他们的优点，真心夸赞一番。大脑先充满闪闪发亮的积极思想，嘴里才会吐出清新芬芳的褒扬之辞。君子不蔽人之美，不言人之恶，切实养成习惯，多言人之好。想要真正改变自己的生活，先从管住嘴开始。

📝 录音练习：倾听自己的声音

做这个练习，需要准备一支录音笔。花一周的时间，用录音笔记录自己打的每一通电话，只录自己的声音就好。录满一周后，坐下来认真听一遍，不仅要听自己说了些什么，更要听自己说话的方式，说话的口吻？说话时带着怎样的情绪？带着怎样的想法？自己都批评了什么人、什么事？你在批评的时候，说话方式听起来最像哪一位家庭成员？

一点一点，一步一步，**当你不再苛责自己，你就会发现，你也不会再苛责别人。**

真正开始做自己，就会宽容他人做他们自己。所谓"己欲立而立人，己欲达而达人"，说的正是这样的大智慧。别人有什么习惯，有什么想法，再不会惹你心烦，因为你知道与你无关，大可不必以自己的见解去衡量别人，要求别人，苛责别人。你对别人宽容，别人也会对你宽容。彼此宽容，每个人都可以拥有自由的呼吸。

好了，我们还是把本节开头的自测表搬到这里，给每一项苛责之言都对应一句积极的主观认定。车里读读，办公室里看看，对着镜子念念，还有任何心生负面情绪的时候，都不要忘记，把它当成生活中的一部分。

如果你也常常说：	那就在内心这样认定：
怎么到处都是马路杀手？不会开车就别开！	开车慢，开车快，新老司机都可爱。
到处都是蠢货。	每个人都在尽力做到最好，我也是。
我就是个蠢蛋。	我爱我自己，我认同自己的能力。
唉，都怪我太胖，不然的话我也能去。	我爱自己独一无二的身体。
从来没见过这么难看的衣服！	不同的服饰彰显不同的个性。我尊重每一份独特的表达，欣赏每一种别样的审美。
他们就是一群傻子，根本干不了这个活。	我没有必要对别人指手画脚。
我怎么这么笨！	每一天我都在进步一点点。
怎么身边的人都是些垃圾？	打扫心灵的房间，扫除脏乱的想法。内心清洁明亮，再看周围，身边的人也都焕然一新。
隔壁邻居一天到晚吵死了。	关上门窗，我做我的，不受干扰，怡然自得。
反正也没人在乎我的想法。	我的想法很重要。
她的车居然那么旧，你敢相信？	不同的人喜欢不同的车，我尊重她的选择。
我一听见他笑就觉得烦。	不管谁的笑声，都是在传递快乐。

"不再苛责自己，是爱自己的开始。"

再来一遍！——力量的源泉

♥ 我们每个人都是自己生活的第一责任人。

♥ 我们脑海中的每一个念头，都直接塑造着我们的未来。

♥ 每个人都难免心有怨恨，刻薄苛刻，心有悔愧，讨厌自己，但我们要做的，是不让这些情绪破坏我们的生活。

♥ 不管什么负面情绪，终究不过是自己的想法而已，而想法是可以改变的。

♥ 学会放下过去，学会原谅所有人，包括自己。

♥ 就在当下，肯定自己，接纳自己，这是开启积极改变的金钥匙。

♥ 力量的源泉永远在当下。

9 打开"瘾"的枷锁

"凭它何人、何事、何物，都无法掌控我的灵魂。我是自由的。"

你有成瘾的东西吗？来自测一下吧！

☐不行，我得来点什么才能舒服。

☐抽几根烟，压力能小点。

☐我总是想吃东西。

☐我能喝，酒量大，所以到哪都吃得开。

☐我总是追求完美。

☐我总想赌钱，管不住自己的手。

☐我需要镇定剂。

☐我总是想买东西，停不下来，恨不得剁手。

☐他在身体上伤害我，在精神上虐待我，但我就是离不开他。

上面这些"瘾"，有没有你的"瘾"？这一节，我们来一起探索藏在"瘾"背后的心理。

其实，戒不掉瘾，从深层而言等同于承认那句"是我自己不够好。"

每一种瘾，都是我们想要逃避自我的某种寄托。说白了，是我们看不到自己的真实感情。有些事难以接受，有些话难以出口，有些现实难以正视，所以我们选择暴饮暴食，喝个烂醉，药物成瘾，或者大把大把地花钱，在两性关系中伤痕累累仍不觉醒，走不出来。

有一些流行的戒瘾疗法，通过十二个步骤帮助人们摆脱，不少人都试过，效果也还不错。但在今天这一节中，我们并不打算单纯复刻这些疗法，我们想要得到的成果，与那些疗法的成果也并非一码事。在我看来，表面上戒不掉什么，其实正是自己内心深处深深依赖什么。只有内心的依赖解除了，才能真正打开"瘾"的枷锁，实现自我解脱。

戒瘾，有三件事情要深植于心：一要爱自己，接纳自己；二要相信生活的历程；三要充满安全感，要相信自己具备强大的思想能力。我曾接触过不少有瘾的朋友，他们大多数都有一个共同的特征：厌恶自己。换句话说，他们不愿意原谅自己，日复一日，厌恶积累，就开始以某种方式惩罚自己。

你可能会不解，何必如此？那就要问问他们的成长经历了。也许很小的时候，他们就被动吸收了"是我自己不够好"的思想毒瘤。久而久之，他们便认定自己真的很不堪，情愿苛责自己，甘心自罚。究竟怎样的童年经历，会让人厌恶自己呢？也许是身体的伤害，也许是情感的打击，或者幼年时遭到侵犯，诸如此类不堪回首的记忆。如今，**我们需要坦诚面对，原谅过去，关爱自己，面对现实不畏惧、不逃避**，唯有这些才能真正帮助我们愈合伤口，帮助有瘾的人打开枷锁，拥抱自由。

除了自我厌恶之外，我还发现，但凡有瘾之人，内心总是充满恐惧。恐惧什么？也许是不敢放手过去，也许是害怕生活。他们一味相信"这世界充满危险"，而一旦接受这个设定，就会怕这怕那：要有坏事发生！

有坏人要害我！久而久之，深信不疑，假的也就变成真的了。

这些思想的毒瘤，你愿不愿意摘除？来，随我一起，踏上戒瘾的焕新之路吧。

📋 练习：戒不掉吗？一定戒得掉！

改变从何开始？就在当下，就在我们自己的内心！闭上眼睛，深呼吸几次，想一想，自己有什么东西想戒却戒不掉，有什么人不值得却离不开？再认真思考一下，看看这"戒不掉"之下的荒唐。所谓的戒不掉和离不开，其实是你一味认定自己的内在出了某种问题，然后拼命想抓住外部的什么人或物，借以麻醉自己，告诉自己"我确实是有问题"。要记住，改变的力量源泉永远在当下，想要改变，不妨现在就行动起来。

再一次鼓起勇气吧，告诉自己"我没有问题"，无须用上瘾来麻痹自己。请大声告诉自己：

"为了＿＿＿＿＿＿＿＿＿＿＿＿＿＿＿＿＿＿＿＿＿＿＿＿＿，
我愿意放弃旧的思维，认可自己，戒掉旧瘾。现在，我要从内心改变，充分相信生活的安排，相信生活会满足我所有的需求。"

就这样，每天醒来对自己说一遍，日常沉思时默念一遍，坚持下来，你就会向着自由大步迈进。

📋 问答练习：因为有瘾，你都偷偷做过什么事情？

在"瘾"的驱动下，你曾偷偷做过什么事情？想出10件事，列在这里。

譬如，你无法抑制想吃的冲动，曾深夜在冰箱找东西吃；或者你酒瘾犯了，曾偷偷把一瓶酒藏在车里，躲开家人，在车里喝酒；又或者你管不住赌博的手，曾经输得身无分文，又偷偷借债去赌，把一家老小置于危险之中。类似这些偷偷做过的事情，你都做过什么？不妨坦诚地列在这里。

1.＿＿＿＿＿＿＿＿＿＿＿＿＿＿＿＿＿＿＿＿＿＿＿＿＿＿

2.＿＿＿＿＿＿＿＿＿＿＿＿＿＿＿＿＿＿＿＿＿＿＿＿＿＿

3.＿＿＿＿＿＿＿＿＿＿＿＿＿＿＿＿＿＿＿＿＿＿＿＿＿＿

4.＿＿＿＿＿＿＿＿＿＿＿＿＿＿＿＿＿＿＿＿＿＿＿＿＿＿

5.＿＿＿＿＿＿＿＿＿＿＿＿＿＿＿＿＿＿＿＿＿＿＿＿＿＿

6.＿＿＿＿＿＿＿＿＿＿＿＿＿＿＿＿＿＿＿＿＿＿＿＿＿＿

7.＿＿＿＿＿＿＿＿＿＿＿＿＿＿＿＿＿＿＿＿＿＿＿＿＿＿

8.＿＿＿＿＿＿＿＿＿＿＿＿＿＿＿＿＿＿＿＿＿＿＿＿＿＿

9.＿＿＿＿＿＿＿＿＿＿＿＿＿＿＿＿＿＿＿＿＿＿＿＿＿＿

10.＿＿＿＿＿＿＿＿＿＿＿＿＿＿＿＿＿＿＿＿＿＿＿＿＿

秘密已经写出来了，感觉如何？找出其中最不堪的一件，以今日的眼光，回看当时的自己。今天的你，要告诉脑海中当日的你："我是爱你的，尽管你曾经很不堪，但我愿意原谅你。"然后对着镜子，真诚地对自己说一句："做自己就好。我会原谅你的曾经，更会一直爱着你。"说过之后，深呼吸，把这一字一句传导到心里。

📝 练习：真心话·家里人

现在，回到小时候的视角，说点关于家人的心里话吧。

1. 小时候，妈妈总是让我：

＿＿＿＿＿＿＿＿＿＿＿＿＿＿＿＿＿＿＿＿＿＿＿＿＿＿＿＿

＿＿＿＿＿＿＿＿＿＿＿＿＿＿＿＿＿＿＿＿＿＿＿＿＿＿＿＿

2. 其实，我希望听到她对我说：

_____

_____

_____

_____

_____

3. 其实，她从来不知道我：

_____

_____

_____

_____

_____

4. 爸爸总是不允许我：

_____

_____

_____

_____

_____

5. 我真希望他可以知道：

_____

_____

_____

6. 当时我应该直言告诉他：

_____

_____

_____

7. 妈妈，我不怪你。我原谅你的：

_____

_____

_____

8. 爸爸，我不怪你。我原谅你的：

_____

_____

_____

_____

9. 曾经的你，最想对爸爸妈妈说的真心话是什么？如今的你，还有什么事想做却未完成？

_____

_____

_____

_____

_____

　　太多的人都对我说，我无法享受生活，因为过去太痛苦。请永远记住，过去只是过去，它只会伤害或折磨我们，此外别无他用。沉溺于昨天，便是拒绝面对今日。过去已成历史，无法改变。既然已成"过去"，就一定要"过得去"。一味地"过不去"，说到底是与自己过不去。**过去回不去，明日还未来，我们能够切身体会、切身经历的，只有当下，只有现在！**

📋 问答练习：放下过去

　　走入自己的内心，将过往的记忆认真清理一遍。记忆本身无法擦掉，我们要做的，是擦掉每个记忆所引发的情感痛苦。让记忆只是记忆吧，不要再为其所伤。就像你至今仍记得十岁时普普通通的某一天，穿了一套什么衣服，只是记得而已，情感上则毫无波澜。愿所有的记忆都如此，存于脑中，但并不伤人。

　　其实，生活中所有的过往都应如此。放手过去，就是解脱自己，就是解放自己强大的思想与能力，去享受美好的今日，创造更好的明天。

1. 现在，你想要放手哪段过去？写在这里。

_____

_____

_____

_____

2. 你是真心想要放手吗？体会自己内心真实的声音，记录在这里。

_____

_____

_____

_____

3. 要放手过去，你需要做些什么？你愿意去做吗？

_____

_____

_____

_____

📝 心灵练习：自我认可

　　前面我们谈到，厌恶自己，是导致有瘾和戒不掉的元凶之一。那么现在，我把我最常用、最喜欢的练习分享在这里，我们一起来做。这个练习我曾经给多达几千位朋友做过，成果十分显著！每当你想到自己有什么戒不掉的瘾，就一遍又一遍地告诉自己："我认可自己。"

　　将这句话每天对自己重复足足四百遍。你是不是觉得太多了？一点都不多。要知道，如果仍旧相信那句"是我自己不够好"，那你今后所要面对的问题可能远远不止四百个。所以从现在开始，扔掉那句"是我自己不够好"，换上崭新的"我认可自己"，默念，再默念，让它成为具有魔力的咒语，时刻萦绕在自己耳畔，铭刻在自己心里。

　　每当潜意识中出现任何消极的念头，就用这句"我认可自己"去坚定回击。你可能会抱怨，"我拿什么认可自己？我就是个穷光蛋"；你也可能会嫌弃自己，"唉，又忍不住吃了两块蛋糕，看来这辈子是要胖死了"；你甚至会鄙视自己，认为"我就是个废物，这辈子什么都做不成"。不管你的大脑有什么念头作祟，都要立刻回击，就在当下，不要犹豫。掌控自己的大脑，不要被消极的魔鬼占据。魔鬼说什么，不要理会，但凡你信以为真，你就输了，就会又一次将自己拖入自我否定的泥沼中去。告诉魔鬼："你走吧，我不相信你说的。我选择认可我自己。"永远记住：任何消极的念头，只要你不相信，就不会伤害到你。

　　来，我们还是将本节开头的自测单拿到这里，每一项对应一句积极的自我认定。老规矩来了：每一天，车里读读，家里念念，只要有负面情绪，就念给自己听。要记住，积极的内心认定，一定要成为你生活的一部分！

如果你也是这样：	那就在内心这样认定：
不行，我得来点什么才能舒服。	我内心平静，我自安稳。
抽几根烟，压力能小点。	减压方式有很多，可以轻松愉悦地听听音乐，打打球，何必非得抽烟。

（续表）

如果你也是这样：	那就在内心这样认定：
我总是想吃东西。	我被爱包围着，爱会保护我的心灵，滋养我的身体。
我能喝，酒量大，所以到哪都吃得开。	敞开心扉，坦诚对人，我自人见人爱，花见花开。
我总是追求完美。	允许改变发生，欣然接受不同。
我总想赌钱，管不住自己的手。	打开思维，迎接蕴含在体内的丰富智慧。
我需要镇定剂。	放松下来，不要紧张，接受生活最好的安排。我的需求终会一一满足，我的心愿都会一一实现。不会辛苦，不必挣扎。
我总是想买东西，停不下来，恨不得剁手。	我愿意从此打开新的思维，重新定义自己的内心，重新定义生活的意义。
他在身体上伤害我，在精神上虐待我，但我就是离不开他。	我有自己的能力，我强大而坚韧！我要好好地爱自己，我的一切都是美好的，总是闪闪发光！

"我允许自己变得更好。"

再来一遍！——力量的源泉

♥ 我们每个人都是自己生活的第一责任人。

♥ 我们脑海中的每一个念头，都直接塑造着我们的未来。

♥ 每个人都难免心有怨恨，刻薄苛刻，心有悔愧，讨厌自己，但我们要做的，是不让这些情绪破坏我们的生活。

♥ 不管什么负面情绪，终究不过是自己的想法而已，而想法是可以改变的。

♥ 学会放下过去，学会原谅所有人，包括自己。

♥ 就在当下，肯定自己，接纳自己，这是开启积极改变的金钥匙。

♥ 力量的源泉永远在当下。

10   **原谅过去**

"我会原谅别人，也会得到原谅。原谅使我自由。"

你懂得原谅吗？来自测一下吧！

☐ 我永远都不会原谅他们。

☐ 他们根本不配得到原谅。

☐ 他们这样做，绝对不可以原谅。

☐ 我的生活都被他们毁了。

☐ 他们是故意的！

☐ 当时我还那么小，他们深深伤害了我！

☐ 他们必须先来道歉。

☐ 心中有恨，才会有安全感。

☐ 只有弱者才会轻易去原谅。

☐ 我是对的，错的是他们！

☐ 要怪就怪我父母。

☐ 凭什么让我原谅别人？我不必原谅任何人。

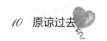

怎么样，你的内心是否也这样想过？"原谅"二字说来容易，但对许多人而言，却是无比艰难的一步，始终迈不出去。

我们都需要学会原谅。不懂得原谅的人，往往都是不懂得爱自己的人。**原谅是一把钥匙，有了它，才能真正打开通往自我关爱的大门。**

有太多人的心中带着陈年旧恨，年复一年，积压在胸中。积恨之下，人们愈发坚信自己是对的，是站在道德评判高地的，死死认定"都是他们错了""都是他们不对"。在我看来，这样的心态无异于将自己关进牢笼，一座由自视正直与积仇积怨共同构筑的牢笼。也许没错，你是对的，然而对了又如何？你始终是不快乐的。

我知道，你一定会说："别站着说话不腰疼。他们对我造成了那么大的伤害，你知道什么，根本无法原谅！"其实，我所说的原谅，并非是为对方开脱罪责。要知道，不愿去原谅，伤害的是我们自己。心中带着仇恨，不亚于每天吃一勺毒药，这样说毫不夸张。毒素在体内囤积蔓延，会一点一点地啃噬我们的身体与灵魂。放不下过去，"健康"二字就无从谈起，更不必说自由了。过去已经过去了，没错，他们是很可恶，很卑鄙，但是都已经过去了。许多人不愿意原谅，是认为只要一原谅，就等于宣布对方无罪。那么不妨再说一遍：原谅的实质，不是替对方洗白，而是对自己的解脱。

要相信，任何人，在任何时候去做任何事，都是基于其在那一刻所拥有的最大认知能力，做他们在当时所能做到的最好程度。懂得这一条，便是读明白了人生极其重要的一课。要知道，每个阶段，每个人的认知能力、意识水平和受教育程度都是有限的，那么其所作所为也必然十分局限，远远达不到普世价值里的一个"好"字。

我接触的人群中，但凡小时候遭受过虐待的，长大后都有虐待倾向，无一例外。遭受的暴力越多，心中的痛苦就越深。这么说，绝不是要为施暴者辩护。客观而言，心中的痛，有就是有，即便无法抹去，但随着人慢慢长大，至少也要清楚地意识到自己是带恨之人，要明白一味地痛苦只会带来更大的痛苦。明白这一点，就要有意识地慢慢刹车，不让自己坠入深渊之中。

还是那句话：过去的已经过去了。有些事甚至很久之前就已经过去了，只是你不愿从中自拔罢了。试着给自己解开枷锁，从牢笼中走出来，看看外面久违的阳光。如果始终走不出来，就问问自己：自己难道真的这么无关紧要？自己的健康，自己的心情，真的无须关心和顾及？为何一直忍受这牢笼，任其禁锢着自己？何必一直这样下去？

我写这本书的意义，就是想要帮助所有人更爱自己，重视自己。若说多爱才算爱，多重视才算重视——**让自己的生活只留下美好的记忆，这才是爱自己，才称得上在乎自己**。不要再把时间浪费在给自己找"平衡"上，这样做什么用都没有。种瓜得瓜，种豆得豆。种下什么因，就会收获什么果。所以，从现在开始，放下过往，开始爱自己吧。爱自己越多，明天就越美好。

其实，你心中最难以原谅的那个人，往往能够带给你生活中最重要的一课。某一天，你真正足够爱自己了，就会豁然发现，往事早已变得无所谓，"理解"与"原谅"这两件事，以往要做到很难，现在却很容易。真的到了那一天，你就是一个自由的人。自由与牢笼，哪个可怕，哪个安稳？相信答案就在你心中。

镜面训练

是时候请出我们的老朋友——镜子了。看着自己的眼睛，用心告诉

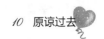

自己："我愿意去原谅！"多说几遍，说到自己的心里去。

感觉如何？是倔强地不愿放手过去，还是打开了心结，真心希望改变？

认真感受自己的真实心情，先不要急于下什么评判。深呼吸几次，重复几遍这个练习，然后再看看自己，是否有些新的感觉？

📝 问答练习：家里人是如何想的？

1. 你的母亲是个善于原谅的人吗？

_____

_____

_____

_____

_____

2. 那么你的父亲呢？

_____

_____

_____

_____

_____

3. 面对伤害，你们家是否积怨深重，记恨在心？

_____

_____

_____

_____

_____

4. 你的母亲是如何让自己实现心理平衡的?

_____

_____

_____

_____

5. 你的父亲又是如何让自己找到心理平衡的?

_____

_____

_____

_____

6. 你自己呢? 是如何让自己达到心理平衡的?

_____

_____

_____

_____

7. 报复成功，你会感觉"很爽"吗？

_____

_____

_____

_____

_____

8. 为什么？"爽"从何来？

_____

_____

_____

_____

_____

　　有个现象很有趣：在我们自己学着去原谅的过程中，多多少少都会联系到"他人"。其实，选择原谅谁，没必要非要找到当事人，告诉对方你如何如何原谅了他。也许你真的有过这样的冲动，但这都不是必需的。"原谅"是在自己心里完成的，不是嘴上。前面我们就谈过，"原谅"的实质，并非是为了他人，而是为了自己。在内心原谅就好，管他是谁：身边的人，远在海外的人，久远记忆中的人；哪怕是已经离世的人，只要你原谅了，你就是自由的。

　　许多人曾告诉过我，当他们终于在内心原谅了对方，一两个月之后，竟然会意外接到对方的电话或来信，向他们说"对不起"，请求得到原谅。

很神奇，不是吗？而且越是对着镜子在内心原谅对方，这种巧合就越多。所以，不要忘记镜子，多多练习。在追求原谅的心灵道路上，时刻感受自己内心的想法，感受自己情感的浓淡与起伏。

📝 镜面训练

很多人都觉得镜面训练很尴尬，不想面对镜子。其实这样做并没有你想象的那么尴尬，关键要看你是如何面对镜子的。如果你是傻乎乎地站在卫生间的镜子前，双手都不知放在哪儿，那当然会觉得不舒服。我觉得，想要取得最好的效果，最好的方式首先不是站着，而是踏踏实实坐下来，坐对镜中的自己。就拿我自己来说吧，我最喜欢的镜面训练，是在卧室柔和的光线下，坐在梳妆台前，拿一盒纸巾放在手边。我的小狗也常常陪在身边，安抚我起伏不定的心情。

给自己一点时间，与镜中的自己多一些对话，多一些，再多一些。有许许多多的人等待我们去原谅，所以找一面镜子，舒舒服服地坐下来，深呼吸几次，闭上眼睛，在脑海中想想所有那些伤害过你的人，让他们像过电影一般在你脑海中一一闪过。然后睁开眼睛，选出其中一位，对他说些什么。

说些什么呢？比如："你曾深深地伤害过我。但我选择不再沉溺于过去的记忆，我要与昨日说再见。现在，我愿意原谅你。"深深地呼吸，继续对他说："我原谅你了，你自由了。"然后再深深地吸一口气，说上一句："你自由了，我也自由了。"

时刻注意自己的内心感受。觉得极不情愿，还是感觉一身轻松？如果真的极不情愿，那就再深深地呼吸一次，告诉自己："没有必要陷在过去，放手吧，让过去真的过去。"

一天之内，或许你会原谅好多人，又或者你只能原谅一位，这没有关系。无论过程怎样，结果如何，只要你勇敢地做这个镜面训练，你就是最棒的。原谅不易，这好比剥洋葱，一层一层地剥开，在这个过程中眼泪控制不住地涌出来。没关系，眼泪如果太多，就先把洋葱放下，第二天再继续就好。随时都可以再把洋葱拿起来，层层剥去每一个伤痛的记忆。我知道，这个练习真的很难，但是你要发自内心地愿意尝试，哪怕仅仅做个开头都是好的。

我们的一生会有许多人需要我们去原谅。在正式练习前，不妨先列出自己需要原谅的人。他们可能是：

某位家人

当年的某位老师

小时候学校里的同学

曾经的恋人

某位朋友

工作中的谁谁谁

政府部门的某位工作人员

教堂中的神职人员

医护人员

某些当官的

自己

记住，所有人当中，自己是最需要原谅的。别再自我苛责，何必对自己紧紧相逼，何必苦苦惩罚自己？你已经很好了，你在尽自己所能做着最好的自己。对着镜中的自己，坐下来，拿起刚刚列好的原谅清单，对着上面的人一一说上一句："你曾对我＿＿＿＿＿＿＿＿＿＿＿＿，但我今天原谅你。"深呼吸，然后告诉对方："我原谅你了，你自由了。"

看着原谅清单上面的名字，一一对其诉说。面对某个名字时，如果你感到心中再无愤怒，即可划掉这个名字。如果某个名字始终让你怒火难消，就先留在单子上，再多给自己一些时间，直至对他说出"原谅"二字。

坚持把这个练习做下去，你会感到积郁胸中的负担在慢慢消散，你会顿觉轻松。待到你将所有人都原谅完毕，就会大大惊叹：原来自己曾经背负了那么大的仇恨包袱！练习很难，要温柔地对待自己，时刻安抚自己的情绪，小心抚慰曾经受伤的心灵。**时刻记得，要爱自己。**

列一张清单，原谅自己

放点儿舒缓的音乐，让自己放松下来，安静下来。拿出纸笔，让思绪尽情流淌，慢慢回到过去。想一想，从小到大，你都做过哪些事情，让你始终无法原谅自己？列出来，一条一条全部都写在纸上。写出来，你就会发现，像什么小时候尿湿了裤子，小学一年级在班上出了糗，竟然已经压在你心里这么久。你怎么背负着这些包袱这么久！

很多时候，原谅别人容易，原谅自己却很难。我们总是对自己要求甚高，苛求完美。自己所犯的错误，都会加倍惩罚。其实何必？是时候换个心态，给自己松绑了。

犯错也是一种学习的方式。是啊，有谁是完美的呢！假若真的生而完美，那岂不是没有什么需要学习的了？那又何必来这人世间走一趟？孩子如果真的"完美"，父母还谈何"爱不爱""认不认可"？"完美"的小孩不仅让父母爱不起来，反而还会让父母觉得自己不够优秀，到处是毛病。所以，不存在什么"完美的人"，高兴起来吧，别再苛求自己。

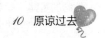

学会原谅自己，学会放手过去。给自己更多的空间，随性而为，自由自在。率性做自己，想唱就唱，想跳就跳，笑就大声笑，哭就痛快哭，别管什么羞不羞耻，愧不愧疚。

还记得儿时撒欢奔跑的快乐吗？何不现在就走出家门，找一片海滩，一个公园，或者一片空地，让自己再自由奔跑一次。注意，是奔跑哦，不是慢跑，是撒着欢地尽情肆意奔跑。跑来跑去，甚至可以在跑动中翻个跟头，再跳几下，哈哈大笑。就这样，带着自己内心的那个孩子，肆意玩乐，尽情开心！或许你担心被别人看到？不必担心，你就是你，率性而为即可。

好了，现在再看看节首的自测单，你是否已经有了新的认识？老规矩，我们把积极的主观认定写下，让它们一一对应。

如果你也这样想：	那就在内心这样认定：
我永远都不会原谅他们。	新的一天到来了，是时候改变了。我愿意放手过去。
他们根本不配得到原谅。	不管他们配不配得到原谅，我都愿意去原谅他们。
他们这样做，绝对不可以原谅。	不给自己设限，我愿意迈出新的一步。
我的生活都被他们毁了。	自己的生活，由我自己掌控。我是自由的。
他们是故意的！	任何人，在任何时候做任何事，都是基于其当时所有的最大认知水平、理解能力和学识做到自己的最好水平。
当时我还那么小，他们深深伤害了我！	现在的我已长大，轮到我自己来照顾自己内心的那个孩子了。
他们必须先来道歉。	我的精神成长靠我自己，不靠别人。

（续表）

如果你也这样想：	那就在内心这样认定：
心中有恨，才会有安全感。	从今天开始，我将从自己编织的牢笼中解脱。 我是安全的，我是自由的。
只有弱者才会轻易去原谅。	真正的强者懂得原谅，懂得放手。
我是对的，错的是他们！	世间难说对与错。不拘泥于自己的判断，重新定义这个世界。
要怪就怪我父母。	父母如何对待我，也是基于他们的父母曾经如何对待他们。我不怪父母，也不怪他们的父母。
凭什么让我原谅别人？我不必原谅任何人。	何必给自己设下重重限制？我始终愿意跨出新的一步。

"我允许自己放手过去。"

再来一遍！——力量的源泉

♥ 我们每个人都是自己生活的第一责任人。

♥ 我们脑海中的每一个念头，都直接塑造着我们的未来。

♥ 每个人都难免心有怨恨，刻薄苛刻，心有悔愧，讨厌自己，但我们要做的，是不让这些情绪破坏我们的生活。

♥ 不管什么负面情绪，终究不过是自己的想法而已，而想法是可以改变的。

♥ 学会放下过去，学会原谅所有人，包括自己。

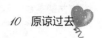

♥ 就在当下，肯定自己，接纳自己，这是开启积极改变的金钥匙。

♥ 力量的源泉永远在当下。

11 自我价值

"尽情发挥创意，得到充分肯定，是我莫大的快乐。"

你讨厌工作吗？来自测一下吧！

□我讨厌这份工作。

□这份工作真的压力巨大。

□单位里没有人欣赏我。

□我干的每份工作都没什么前途。

□我们老板就是个工作狂。

□人们对我要求太高。

□这些混蛋同事能把我逼疯。

□这份工作一点创意都没有。

□"成功"？这辈子是别想了。

□单位根本没有什么上升空间。

□我挣得太少了！

上面这些话，哪些让你感觉扎心？这一节我们来聊一聊"打工人"

的心态。

我们所从事的工作，反映了我们的自我价值和社会价值。某种程度上，工作就是付出时间与劳动，换取金钱报酬。所以只要做一份诚实合法的日常工作，我们就具备相当的自我价值。

但细究起来，工作那么多，选择哪一种就显得十分关键，毕竟每个人都是不同的个体，存在特殊性。最好的工作是能够让人感到自己在切实为世界贡献一份力量，能够真正发挥自己的才能、学识与创造力。

然而，现实中的工作总会有这样那样的问题。比如和老板脾气不投，与同事合不来，或者感到自己不受重视，才华被埋没，又或者升职加薪没你的份儿，重要的工作不给你做，等等。

但你要明白，无论面对怎样的困境，罪魁祸首永远都是你自己的思维。**身边的人如何待你，恰恰反映的是你在内心如何认定自己**。换句话说，你感到不受重视，实则是你潜意识里就没有看得起自己；你感到同事都很讨厌，其实是你心底认定自己不该拥有良好的人际关系。

我们总说，但凡想法都能改变。想法变了，处境就会焕然一新。老板平时很讨厌？但在关键时刻，他会维护我们的利益；岗位没前途？正好刺激我们下决心换一份工作，让前途变得更光明；同事很烦人？即便做不了朋友，至少可以试着沟通，或许以后一样可以说说笑笑，不再横眉冷对；工资太少？换个思路，广开财路，钱包立刻会变得鼓起来。只要改变想法，更新思路，我们都能找到一份好工作。

改变想法的方式千千万万，无穷无尽，让我们一起打开思路。首先要在内心深处坚信：充实感、成就感能够来自任何地方和任何领域。有了这样的认定，工作就会迎来改变。改变起初可能很小，不易察觉。或许今天老板额外给你分配了一个任务，你正好可以借此大显身手，施展才华；或许明天你没有对同事拉下脸，而是试着交流与沟通，然后突然发现，他也没那么讨厌。不管是怎样的改变，都请欣然接受，并由衷地感到高兴。你不是独自在努力，这个世界与你同在。天地创造了你，同样给予了你亲手缔造人生的能力！你能创造改变，或者说，你就是改变本身！

✏️ 思维练习：找到自己的中心

现在，我们花几分钟时间，找到自己的中心。伸出右手，轻轻放在自己的肚子中央，把这里当作自己全身的中心。把手放在这里，深呼吸，看着镜子，告诉自己："我愿意改变想法，不再把工作看得那么不开心。"多说几遍，试着每一次尝试一种新的语气。坚持练习，你会更加坚定想要改变的决心。

✏️ 填表练习：描述身边的人

请各想 10 个形容词，分别描述你的老板、同事和职位。

	老板	同事	职位
1			
2			
3			
4			
5			
6			
7			
8			
9			
10			

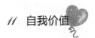

📋 问答练习：“打工人”的内心

1. 如果你能成为任何人，你想成为什么样的人？

_____

_____

_____

_____

_____

2. 假如你可以任意选择想要的工作，你想做什么？

_____

_____

_____

_____

_____

3. 关于现在的工作，你最想改变的是什么？

_____

_____

_____

_____

_____

4. 假如你可以改变老板或领导，你想如何改变他们？

_____

_____

_____

_____

5. 现在这份工作，对于环境你是否觉得舒适？

_____

_____

_____

_____

6. 工作中有谁伤害过你，谁需要你的原谅？

_____

_____

_____

_____

📝 镜面训练

在镜子前坐下来，深呼吸，把手轻轻放在肚子中央，感受自己的中心。想一想，在工作中，最让自己生气的人是谁？对着镜子，把自己的愤怒

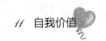

与不满都告诉他，一吐为快。告诉他你很生气，痛斥他当时是如何深深地伤害了你，如何对你苦苦相逼，如何没有边界感，如何侵犯你的领地，全都说出来，不要有任何保留！说完，平静一下，然后告诉他，你希望他今后如何改变，同时别忘记对他说一句："虽然你对我不好，但我愿意原谅你。"

深吸一口气，告诉他应当尊重你，你也会尊重他。在内心深深地认定：你们彼此都会迎来和谐的同事关系。只要相信，就会拥有。

爱的祝福

无论什么工作环境，带着爱去祝福，绝对是一件提升工作幸福感的利器。早晨上班之前，在内心默默许下祝福，用真诚的爱祝福每位同事，每个工作地点，每个工作事宜，祝福工作中所有的一切。可能你实在讨厌某个人、某位领导，或者看不惯某个供货商，甚至单纯受不了这鬼天气，但也请试着用爱去祝福。要在内心深处认定：我与他们可以和谐相处，任何情况都不成问题。我工作的地方，会是一派和谐，一团和气。

"我非常适应这里的工作环境，与所有同事都能和谐相处。"

"我工作的地方总是一团和气。"

"我尊重每一位同事，他们也同样尊重我。"

"麻烦来临，我用爱祝福。我知道，这是对所有人最好的方式。"

"我用爱祝福你，助你走向最好的自己。"

"感恩这份工作，现在我要离开你。会有真正爱你的人来接手，明天我会张开双臂，拥抱全新的机遇。"

上面这些积极的主观认定，任选其一，去对应自己工作中遇到的不悦。在心中重复几次，每每想到工作中各种不愉快的事情，就反复说给自己听，将内心的负能量一点一点地释放出去。相信我，你可以实现改变，只需要改变想法就可以。

📝 问答练习：工作中的自我价值

工作中的你，如何看待自己的价值呢？认真回答下面的问题，每次答完，记得写下一句积极的主观认定。要多说现在，着眼当下。

1. 我配不配有个好工作?

有人这样回答：有时候觉得自己配。但有的时候只是不想再逃避，硬着头皮上。

你的回答：

_____

_____

_____

_____

可以在内心这样认定：我有才华，有能力，任何工作都能完美胜任。

你的内心，如何认定?

_____

_____

_____

_____

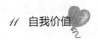

2. 这份工作中，我最担心的是什么?

有人这样回答：我担心老板觉得我不够好，炒我鱿鱼。万一失业了，就再也找不到工作了。

你的回答：

_____

_____

_____

_____

可以在内心这样认定：我是安全的，生活有它最好的安排。一切都好，无须担心。

你的内心，如何认定?

_____

_____

_____

_____

3. 一直怀着上一题提到的担心，如今的你怎样了?

有人这样回答：我变成了讨好型人格，在老板面前，听话得像他儿子一样。

你的回答：

_____

_____

_____

_____

_____

可以在内心这样认定：我以自己的思想书写自己的生活。我有无限的潜能，可以给自己创造更多的美好。

你的内心，如何认定？

_____

_____

_____

_____

4. 如果放下第 2 题中的心理包袱，投入工作，你会害怕发生什么？

有人这样回答：

我担心那样的话，我就必须长大。

我担心那样的话，我必须要承担责任。

你的回答：

_____

_____

_____

_____

可以在内心这样认定：我是有价值的。我是安全的。我一定会成功。

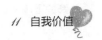

生活是爱我的。

你的内心，如何认定？

_____

_____

_____

_____

视觉化

你心中完美的工作是什么样子的？花一点时间，在脑海中勾勒出完美工作的样子，想象自己就在其中，坐在舒适的办公环境里，身边有友善又优秀的同事。想象自己完成一件工作时的成就感与满足感，还有收到丰厚薪水时开心的笑容。想象这幅画面，告诉自己：所有的这一切，已经在我心里完全实现。

好，让我们拿回节首的自测单，照例用积极的主观认定去一一对应。记得念给自己听，并把这种做法当作生活的一部分。工作时，开车时，起床时，刷牙时，随时想想，默念到自己心里去。

如果你也这样想：	那就在内心这样认定：
我讨厌这份工作。	工作让我实现了价值，得到了回报。我爱工作。
这份工作真的压力巨大。	工作时的我，不紧张，很放松。
单位里没有人欣赏我。	我的成绩，人人认可。
我干的每份工作都没什么前途。	我会把每一份经历都变成机遇。
我们老板就是个工作狂。	尊重自己，才会赢得尊重。

（续表）

如果你也这样想：	那就在内心这样认定：
人们对我要求太高。	我与工作完美适配。我是安全的，一直都是。
这些混蛋同事能把我逼疯。	我有一双欣赏的眼睛，能够看到每个人最闪光的一面。我会以自己的力量，激发所有人身上最美好的品质。
这份工作一点创意都没有。	我的大脑拥有无限创造力。
"成功"？这辈子是别想了。	三百六十行，我行行都在行。
根本没有什么上升空间。	新的大门永远向我敞开。
我挣得太少了！	打开思维，总会出现新的财路。

"我允许自己发挥创造力，享受成就感。"

再来一遍！——力量的源泉

♥ 我们每个人都是自己生活的第一责任人。

♥ 我们脑海中的每一个念头，都直接塑造着我们的未来。

♥ 每个人都难免心有怨恨，刻薄苛刻，心有悔愧，讨厌自己，但我们要做的，是不让这些情绪破坏我们的生活。

♥ 不管什么负面情绪，终究不过是自己的想法而已，而想法是可以改变的。

♥ 学会放下过去，学会原谅所有人，包括自己。

♥ 就在当下，肯定自己，接纳自己，这是开启积极改变的金钥匙。

♥ 力量的源泉永远在当下。

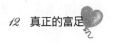

12 真正的富足

"我有源源不断的财富与大家分享。生活对我如此眷顾。"

钱财方面，你是一个怎样的人？来自测一下吧！

☐ 我的钱根本存不住。

☐ 我挣得太少了。

☐ 我在银行的信用评级很差。

☐ 我也不知道我的钱都去哪里了。

☐ 怎么现在的东西都那么贵？

☐ 怎么别人都那么有钱？就我没钱！

☐ 我付不起账单了！

☐ 我濒临破产的边缘。

☐ 我没有存款，将来根本没法给自己养老。

☐ 我就是舍不得花钱。

怎么样，有几条说的就是你呢？如果中了其中三到四条，那么你就需要好好审视一下自己的财富观念了。

关于钱这个东西，你持怎样的态度？你觉得有多少钱才算够？或者有没有"够"的时候？钱和自我价值之间，有什么关联？挣了钱会不会增加内心的欲望？你爱钱，还是和钱有仇？其实，单纯的"钱多"是不够的，我们真正需要学习的，是如何从内心感到自己值得这份钱，以及如何真正享受钱所带来的幸福。

都说"财富财富"，然而即便"财"再多，也不等同于"富"。有的人挣了不少钱，却还是穷人思维。他们会时刻担心变穷，到头来还不如街头的流浪汉自在快乐。尽管会挣钱，但始终学不会如何享受钱财，那岂不就是只有"财"，而无"富"？所谓"富"，不仅是生活上的富足，更要有精神上的丰盈和充实。伟大的哲学家苏格拉底(Socrates)曾经说过："内心满足是天然的财富，追求奢侈是人为的贫穷。"

我常和人说，有怎样的金钱观，并不取决于你有多少钱。但是如何花钱，却恰恰与你的财富观念息息相关。

追求金钱，必须能够提升我们的生活品质才行。如果在挣钱的过程中，生活品质不但毫无提升，反而下降了，你很可能就会厌恶这种挣钱方式，那么这样挣来的钱也就没什么意义与价值了。不妨再强调一次，真正的"富"，不仅是要有钱，更是要有生活质量，内心要富足。

真正意义上的"富"，除了拥有钱财以外，还包括充足的时间、丰盈的爱、满满的成就感、快乐的内心、舒适的生活、对美的享受，以及真正的智慧。举个例子，你或许有点儿钱，但你没有时间。你总是一天到晚赶时间，压力大，节奏快，行色匆匆，片刻不得闲。在时间上，你是个彻头彻尾的穷人。反之，如果你的时间总是比较充裕，任何工作都可以从容完成，你就会时刻充满自信，对工作不慌不惧。这样的你，才

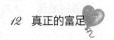

是时间的富人。

那么"成功"二字对你而言又如何？遥不可及，甚或这辈子都没戏？还是你很有信心，觉得自己终会到达胜利的彼岸？如果是后者，那么你在成功方面就是富足的。

还是那句老话：任何想法都可以改变，而且重要的是，可以从当下就开始改变。天地创造了你，同样赋予你改变自己生活的能力。没错，趁现在改变吧，你真的可以！

📝 镜面训练

尽力张开双臂，说出"我愿意接纳所有的美好。"感觉如何？

看着镜中的自己，再说一遍，感情再饱满一些。

此刻心中感觉如何？有没有一种释然与快乐？还是说尴尬到只想躲起来？

没有关系，深呼吸，再来一遍。大声说："我愿意接纳所有的_____ _____（你想要什么？自由填写）。"每天早晨都把这个练习做一遍，这个小小的仪式感充满魔力，一定会增强你变"富"的意识，让你更富有、更富足，过上更有品质的生活。

📝 问答练习：关于钱，你是怎么想的？

这一环节我们一起来看看你在这方面的自我价值感。下面几个问题，请认真回答。

1. 回到镜子前，看着自己的眼睛，坦白说出："关于钱，我最怕的就是__ _____。"写出你自己的心里话。

2. 你小时候对钱了解多少?

_____

_____

_____

_____

3. 你的父母是怎么看待钱的?

_____

_____

_____

_____

4. 你们家是如何理财的?

_____

_____

_____

_____

5. 你自己是如何理财的?

_____

_____

_____

_____

_____

6. 对于自己的金钱观，你有什么想改变的吗？

_____

_____

_____

_____

_____

📋 问答练习：你的金钱观

在这一环节，我们要观察的是你在金钱方面有怎样的自我价值感。认真回答下面的问题，在每个消极想法之后写下一句积极的主观认定。多言现在，就看当下。

1. 我配不配有钱，配不配享用钱？

有人这样回答：我不配。我有点钱就立马都花了。

你的回答：

_____

_____

_____

_____

_____

可以在内心这样认定：我珍惜自己挣来的钱。适当存钱是对的，要让自己的钱发挥更好的作用。

你的内心，如何认定？

_____

_____

_____

_____

_____

2. 关于钱，我最怕的是什么？

有人这样回答：我怕我会一直没钱。

你的回答：

_____

_____

_____

_____

_____

可以在内心这样认定：无尽的天地，赋予我无尽的丰裕。

你的内心，如何认定？

_____

_____

_____

_____

_____

3. 一直怀着上一题提到的恐惧，你现在怎样了？

有人这样回答：我还是很穷，要靠别人接济。

你的回答：

_____

_____

_____

_____

可以在内心这样认定：我拥有自己的能力，我要用爱创造属于我自己的生活。我相信生活有最好的安排。

你的内心，如何认定？

_____

_____

_____

_____

_____

4. 假如放下第 2 题中的恐惧，你又怕会发生什么？

有人这样回答：那就没人关心我了，更没人接济我了。

你的回答：

_____

_____

_____

可以在内心这样认定：不必焦虑，我是安全的。生活会眷顾我，不会将我辜负。

你的内心，如何认定？

_____

_____

_____

_____

📋 练习·你是如何花钱的？

钱都花到哪里去了？你或许总是欠一屁股债，每月都存不下钱，又或者你根本体会不到金钱带来的快乐。你对自己花钱的方式有怎样的不满？请列出三条，列在"批评自己"一栏里。列好之后，针对每一项仔细想想，你是否曾有哪次主动进行了自我突破或自我改进？如果有的话，也写出来，列在"表扬自己"一栏里。

示范如下：

我要批评自己，因为：我总是管不住自己乱花钱的手，欠了一屁股债，恨不得剁了自己的手。

我要表扬自己，因为：今天我按时交了房租，没有拖欠。现在才月初，我还提前了几天。

我要批评自己，因为：我总是挣一分钱就存一分钱，久而久之，一分钱都舍不得花。

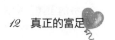

我要表扬自己，因为：我今天买了心仪已久的新衣服，尽管没有打折，我还是咬咬牙买下来了。自己挣的钱，换来自己的满足和开心，我觉得很值。

1. 我要批评自己，因为：

_____

_____

_____

_____

_____

我要表扬自己，因为：

_____

_____

_____

_____

_____

2. 我要批评自己，因为：

_____

_____

_____

_____

_____

我要表扬自己，因为：

_____

_____

_____

_____

3. 我要批评自己，因为：

_____

_____

_____

_____

我要表扬自己，因为：

_____

_____

_____

_____

视觉化（一）

把手轻轻地放在心脏的位置，深呼吸几次，放松自己。在脑海中想象自己在钱财方面犯了天大的错误。尽情想象，多糟糕的情况都可以：借了一大笔钱，临近到期还不上了；或者脑子一热分期购买了自己根本消费不起的高价商品，彻底破产了。想象自己就是主人公，无论画面中的自己有多么狼狈不堪，要记得爱自己。要明白，无论做了什么蠢事，都是基于自己当时全部的认知、理解，还有能力，努力去做到自己最好的程度。永远要记得爱自己。想象自己狼狈的样子可能会让你感到尴尬，甚至难受，但一定记住：要爱自己。

视觉化（二）

假如有一天，所有你期盼的东西一下子全都拥有了，会是一种怎样的情景？都是什么样的东西呢？这个时候的你，会做些什么呢？在脑海中尽情想象，用心感受，沉浸式地去享受这一时刻。大胆去想，乐在其中。

又到了重新审视本节最初那张自测单的时候了。每一句叹息，都要对应一句积极的主观认定。让这份积极的认定成为你生活的一部分。开车时，照镜子时，起床时，刷牙时，都可以对自己念一念。

如果你也这样想：	那就在内心这样认定：
我的钱根本存不住。	我始终有存款。
我挣得太少了。	我的收入一直在增长。
我在银行的信用评级很差。	我的信用评级一直都不错。
我也不知道我的钱都去哪里了。	我懂得理智消费。
怎么现在的东西都那么贵？	我现在拥有的，已经足够我的生活需要。
怎么别人都有钱？就我没钱！	钱不在多，够用就好。

（续表）

如果你也这样想：	那就在内心这样认定：
我付不起账单了！	我接受自己所有的账单，全都按时付清。
我濒临破产的边缘。	我是有经济能力的人。
我没有存款，将来根本没法给自己养老。	我会照顾好自己的晚年。
我就是舍不得花钱。	每花一分钱，都换来生活的享受。

"我允许自己变成真正富有的人。"

再来一遍！——力量的源泉

♥ 我们每个人都是自己生活的第一责任人。

♥ 我们脑海中的每一个念头，都直接塑造着我们的未来。

♥ 每个人都难免心有怨恨，刻薄苛刻，心有悔愧，讨厌自己，但我们要做的，是不让这些情绪破坏我们的生活。

♥ 不管什么负面情绪，终究不过是自己的想法而已，而想法是可以改变的。

♥ 学会放下过去，学会原谅所有人，包括自己。

♥ 就在当下，肯定自己，接纳自己，这是开启积极改变的金钥匙。

♥ 力量的源泉永远在当下。

13 友情是彼此治愈

"我是我自己最好的朋友。"

你与朋友相处得如何？来自测一下吧！

☐我那帮朋友，没人盼着我好。

☐他们个个都爱指手画脚。

☐他们有他们的想法和眼光，总是和我想不到一起。

☐他们没什么边界感，常常越界。

☐我交朋友，时间都长不了。

☐我不想让他们了解我太多。

☐我会真正为朋友好，真心给他出主意。

☐我不太擅长交朋友。

☐我不懂得如何向朋友寻求帮助。

☐在朋友面前，我无法向他们说"不"，不懂得如何拒绝。

上面这些，有几条说出了你的心里话？在这一节，让我们一起努力，帮你的友谊升级。

友情也许是人类所有情感中最重要、持续最久的情感。一个人没有恋人，没有结婚，可以正常生活；离开原生家庭，生活也照样继续；但若没有朋友，生活就会很艰难，孤单失落无处诉说，更别指望有什么幸福感。我相信，我们是先选好了自己的父母，再来到这个人世间。朋友则有所不同，朋友也是自己选的，却是我们实实在在这人间透过自己的双眼选出来的，所以是更具主观意识的选择。

相信你一定知道拉尔夫·沃尔多·爱默生（Ralph Waldo Emerson），美国著名的思想家、作家。他在那篇经典的《论友谊》一文中，把友谊比喻为"神赐的甘露"。他是这样阐释友谊的：爱情之中，人们总免不了试图改变对方，但友情不会。朋友只会静静地相互注视，不干涉，不强求，彼此尊重，彼此欣赏。

某种程度而言，朋友是原生家庭的延伸，甚至可以替代原生家庭对自己的陪伴。生活中的我们，有着强烈的分享需求。在与朋友的相处之中，我们不仅可以愈发了解对方，更可以深入地了解自己。**友谊是一面镜子，映射出我们的自我价值与自我认可**。朋友给了我们观察自己最好的窗口，让我们能更好地看清自己在成长中还欠缺什么。

友谊出现危机的时候，我们需要回顾童年，看看小时候自己是否曾在内心接受过什么负面信息。要化解友谊的危机，就要在自己的内心做一次大扫除。打个比方，你从小到大接受的都是负面思想，突然要做大扫除，就好似吃了一辈子垃圾食品，突然改为一日三餐都吃营养健康的食物。饮食变了，身体就会一点一点清除残毒，但这个过程很可能让人不太舒服，头几天甚至会感觉有点儿痛苦。

现在就请下定决心，在思想上做个彻底的改变吧！改变固有的想法，起初可能会像饮食骤变一样难受。但请记住，思想上的焕新，就像新一季的耕犁：必须狠狠地把表层的干土刨去几层，才能挖出下面丰美肥沃的泥土。你可以做到的，我相信你！

📋 问答练习：谈谈交朋友

在开始之前，请将这句积极的主观认定抄写三遍，写在下面的横线上。

"任何导致友谊出现危机的思维方式，我都愿意抛弃。"

_____

_____

_____

_____

_____

1. 你童年的第一份友谊是怎样的？

_____

_____

_____

_____

_____

2. 现在的你交朋友，与小时候一样吗？

回答示例：

是的。我小时候就总听人使唤，被朋友们呼来喝去。我现在的朋友大多也都霸道且强势。

_____

_____

_____

_____

_____

3. 在交朋友方面，你从父母身上学到了什么？

_____

_____

_____

_____

4. 你父母的朋友都是怎样的人？

_____

_____

_____

_____

5. 今后你想交些什么样的朋友？请具体谈谈。

_____

_____

_____

_____

_____

📋 问答练习：友谊中的自我价值感

这一环节，我们一起来看看你在友谊之中的自我价值感。认真回答下面的问题，别忘了在每个旧的想法之后，写下一句积极的主观认定。认定要着眼当下，改变就趁现在。

1. 我配不配拥有朋友？

有人这样回答：不配。谁会愿意和我在一起？

你的回答：

_____

_____

_____

_____

可以在内心这样认定：我爱自己，认可自己。我是一块吸铁石，能"吸"来很多好朋友。

你的内心，如何认定？

_____

_____

_____

_____

_____

2. 在友谊之中，你最怕的是什么？

有人这样回答：我最怕背叛。所以我很难信任任何人。

你的回答：

_____

_____

_____

可以在内心这样认定：我相信自己，相信生活，所以我相信朋友。

你的内心，如何认定？

_____

_____

_____

_____

3. 一直怀着上一题中的担心，如今的你怎么样了？

有人这样回答：我越来越小心眼。我就等着朋友们犯错，这样我就可以站在一个高度上指责他们。

你的回答：

可以在内心这样认定：

我所有的朋友都很优秀。反过来对他们而言，我也是个既有爱心又能互相滋养对方的人。

你的内心，如何认定？

4. 如果放弃你在第 2 题中的想法，你会担心发生什么？

有人这样回答：我担心会失控。我担心朋友们会看见我真实的内心。

你的回答：

可以在内心这样认定：一旦学会了爱自己、接受自己，结交朋友也会变得很容易。

你的内心，如何认定？

_____

_____

_____

_____

_____

要记住，若我们人人都能从心底为自己的生活负责，那么就无须再去怪罪别人。"外部世界"发生的任何事情，说到底都是我们"内心想法"的一个投影。

📋 问答练习：你有"坏朋友"吗？

朋友都曾经做过什么伤害你的事？或者欺负过你，或者偷偷把你的秘密说了出去？是否有人在你最需要帮助的时候不管不顾，隔岸观火？所谓闺蜜或兄弟，是否破坏过你与恋人的关系？列出三件"坏朋友"所做的事情，并在每一件之后分别写下事情发生之前你曾一度有过的内心想法。

示例：

16 岁那年，我最好的朋友苏茜，背着我偷偷散布了许多关于我的谣言，内容十分恶毒。我发现后去质问她，她却不承认，她欺骗了我。从那以后，我整个高中时代都没有朋友，一直孤孤单单。

在那件事情之前，我一直认为：我根本不配有什么朋友。我倒是觉得苏茜很特别，因为她很"酷"，对人冷冷的，也喜欢对人评头论足。反正我早已习惯了被人指指点点。

1. 坏朋友的所作所为（1）：

_____

_____

_____

_____

_____

在那件事情之前，我一直认为：

_____

_____

_____

_____

_____

2. 坏朋友的所作所为（2）：

_____

_____

_____

_____

_____

在那件事情之前，我一直认为：

_____

_____

_____

_____

_____

3. 坏朋友的所作所为（3）：

_____

_____

_____

_____

_____

在那件事情之前，我一直认为：

_____

_____

_____

_____

📝 问答练习：我的好朋友们

你的好朋友们都曾给了你怎样的支持和帮助？你遇到困难的时候，有谁曾陪伴你、支持你，甚至自掏腰包帮你解困？有谁帮你出主意，助你渡过难关？列出三件好朋友对你的帮助，并在每件事之后写下事情发生之前你曾有过的内心想法。

示例：

我永远都感激海伦。初入职场时，我在会上说了不合适的话，大家都嘲笑我。只有海伦在我身边陪着我，替我解围，帮我化解尴尬。幸好有她，我才保住了这份工作。

在那件事情之前，我一直都相信：世人皆会犯错，即便我不小心出了错，也一定会有一个人理解我，帮助我。我一定会遇到这样的好心人，尤其是女孩子，我特别相信女生帮助女生。

1. 好朋友的帮助（1）：

_____

_____

_____

_____

在那件事情之前，我一直相信：

_____

_____

_____

_____

_____

2. 好朋友的帮助（2）：

_____

_____

_____

_____

在那件事情之前，我一直相信：

_____

_____

_____

_____

3. 好朋友的帮助（3）：

_____

_____

_____

_____

_____

在那件事情之前，我一直相信：

_____

_____

_____

_____

_____

视觉化（一）：一声"谢谢"，送给我的好朋友

你最想感谢哪位好朋友呢？

花几分钟时间，在脑海中想象这位好友的样子。想象你看着他（她）的眼睛，然后真诚地对他（她）说："亲爱的，谢谢你。在我需要帮助的时候，是你一直陪在我身边。祝你一生平安喜乐，永远幸福开心。"

视觉化（二）：一句原谅，送给曾经的坏朋友

谁曾经伤害过你？试着去原谅吧！

花几分钟时间，在脑中想象这个人的样子。看着他（她）的眼睛，试着对他（她）说："你曾对不住我，但我今天选择不再耿耿于怀。我原谅你了，你自由了。"

好啦，是时候再拿出这节开头的自测单了。认真读读右边一栏每一

条积极的主观认定，把它们变成你生活的一部分。开车时，工作时，洗脸、刷牙、照镜子时，都别忘记念给自己听。

如果你也这样想：	那就在内心这样认定：
我那帮朋友，没人盼着我好。	我的朋友们个个充满爱心，给予我坚定支持。
他们个个都爱指手画脚。	这个世界是安全的，生活很宠爱我，眷顾我。
他们有他们的想法和眼光，总是和我想不到一起。	我敞开思维，接纳不同的声音。
他们没什么边界感，常常越界。	我尊重人，人尊重我。
我交的朋友，时间都长不了。	我情感真挚，宽容接纳每位朋友，所以我的友谊都很持久。
我不想让他们了解我太多。	打开心扉，没什么可怕的。
我会真正为朋友好，真心给他出主意。	我与朋友都有做自己的自由。
我不太擅长交朋友。	我相信自己的智慧，能为我指引正确的方向。
我不懂得如何向朋友寻求帮助。	大大方方说出自己的需求，没什么不好意思的。
在朋友面前，我无法向他们说"不"，不懂得如何拒绝。	我要突破自己，大胆表达自己的意愿。

"我允许自己交朋友，拥有朋友。"

再来一遍！——力量的源泉

♥ 我们每个人都是自己生活的第一责任人。

♥ 我们脑海中的每一个念头，都直接塑造着我们的未来。

♥ 每个人都难免心有怨恨，刻薄苛刻，心有悔愧，讨厌自己，但我们要做的，是不让这些情绪破坏我们的生活。

♥ 不管什么负面情绪，终究不过是自己的想法而已，而想法是可以改变的。

♥ 学会放下过去，学会原谅所有人，包括自己。

♥ 就在当下，肯定自己，接纳自己，这是开启积极改变的金钥匙。

♥ 力量的源泉永远在当下。

14 享受性的欢愉

"对我而言，性是自然美好的。"

你谈"性"色变吗？来自测一下吧！

☐ 性让我感到害怕。

☐ 性是肮脏的。

☐ 生殖器很吓人。

☐ 床笫之事，我从来没有真正满足过。

☐ 我身材不够好。

☐ 性爱让我觉得很羞耻。

☐ 我有需求，但我说不出口。

☐ 我怎么能有这些欲望呢？

☐ 我这样的身体，伴侣是不会喜欢的。

☐ 我怕得病。

☐ 是我自己不够好。

☐ 性是痛苦的。

上面这些，有哪一条击中了你的想法？如果你中了其中三条以上，就必须好好正视一下"性"这个话题了。

其实，很多人在性生活方面都是有苦难言。有人觉得太多，有人觉得太少。谈到性，人们的感觉也都各不相同：有人害怕，有人兴奋；有人要被逼疯，有人却总是逃避。对于性，人们的感受也相差甚远：有人感到幸福愉悦，充满爱意；有人却忍受痛苦，承受着激烈的冲击；有人体会到了神奇与满足，有人却觉得十分羞耻，不愿多提。

婴儿时期，我们都很满意自己的身体，爱自己的全部，包括与性相关的所有部位和所有方面。为何？因为婴儿没有成年人那种荒唐的俗念，婴儿不会为自己感到羞耻。哪个咿呀学语的孩子会拿一把软尺，测量自己的腰围、臀围，然后以此评判自我价值吗？

记住，任何侵害我们思想，对我们的身心成长毫无营养的想法，都一定要清除出我们的大脑。

我深深地相信，**性应当是美妙的，应该充满快乐，应该爱意浓浓。**只要我们真正爱自己，对性持有开放心态，就永远不会伤害自己，更不会伤害别人。然而遗憾的是，性常常被一些人拿来当作虐待的工具，这是一种自我价值极低的表现形式。还有人认为床上之人换得勤就等于"了不起"，有人把出轨、劈腿当成家常便饭。如果你也是这样的人，那么你的思想便是出了问题。

📝 视觉化练习

在回答下面一系列问题之前，我们先来一个视觉化练习。找个舒服的姿势，或躺或坐，让自己放松。闭上双眼，将双手轻轻放在自己的心脏部位。想象一束亮光照射进你的心房。专注于这道光，大声地说出："我愿意让爱进来！"然后认真去感受爱的巨大能量，这能量源源不断地涌入你的心房。几分钟后，再次重复几遍这个练习，随后缓缓睁开双眼，告诉自己："一切都好，一切都好！"

现在，请认真回答下面的问题。

1. 关于性，你小时候曾学到了什么？

2. 关于身体，小时候父母是怎么教你的？是教你认识人体的美好，还是告诉你身体可耻，不应多言？

3. 关于性，上学时，老师是怎么教你的？是以为性是羞耻的，还是美好的？

4. 小时候，你的生殖器官被叫做什么？是否只是"下面""那里"这样含
   蓄的字眼？

5. 你父母的性生活是否和谐满足？

6. 关于性，你与父母的态度是否一致？

7. 如果不一致，那么有什么不同呢？

_____

_____

_____

_____

8. 在你看来，性与爱之间能否画上等号？

_____

_____

_____

_____

9. 在性爱过程中，你的感受如何？是否感觉到爱？是轻缓柔和，还是激情有力？是否会有负罪感？

_____

_____

_____

_____

10. 你是否有过性虐待行为，对自己，或对对方？

_____

_____

_____

_____

11. 你是否遭受过性虐待？

_____

_____

_____

_____

12. 如果可以改变自己的性生活现状，你最想改变的是什么？

_____

_____

_____

_____

📝 镜面训练

看着镜中自己的眼睛，告诉自己："我愿意好好地爱我的身体，享受美好的性。"多说几次，每一次都多带一些感情，用心去感受。完毕之后，认真回答下面三个问题。

1. 关于自己的身体，你有什么负面想法？

_____

_____

_____

_____

2. 这些负面想法都是从何而来的？

_____

_____

_____

_____

3. 你愿意摒弃这些想法吗？

愿意□　　　　　　　　不愿意□

📝 问答练习

是时候回到"自我价值"这个关键话题了。认真回答下面每个问题。每答完一个，别忘记写下一句积极的主观认定。

1. 我值得拥有美好的性生活吗?

有人这样回答:

我根本不配。我身材太差,连我自己都不愿多看自己一眼。每次做爱我都想快点完事儿,觉得自己很丑。

你的回答:

_____

_____

_____

_____

可以在内心这样认定:

我爱我的身体,欣赏我的身体。不管身材胖瘦,这都是最好的自己。我的性生活应当美好而欢愉。

你的内心,如何认定?

_____

_____

_____

_____

2. 关于性,你最怕的是什么?

有人这样回答:

我最怕被人笑话。我总怕做错动作,或者傻乎乎地不知道如何回应。

我怕自己觉得肮脏。

你的回答：

_____

_____

_____

_____

_____

可以在内心这样认定：

性是一件美好的礼物。性爱中的我，富有创造力。放松地享受性爱，真的没有关系。

你的内心，如何认定？

_____

_____

_____

_____

3. 一直怀着上一题中的恐惧，如今的你怎么样了？

有人这样回答：

渐渐地，我拒人于千里之外，给自己包上一层厚厚的保护壳，让自己显得不那么恐惧。我受不了任何人露出生殖器靠近我。生殖器太可怕了！

你的回答：

_____

_____

_____

_____

_____

可以在内心这样认定：

放心做自己，没有关系。我爱自己的身体，相信生活最好的安排。
我是安全的。

你的内心，如何认定？

_____

_____

_____

_____

_____

4. 如果抛开第 2 题中的恐惧，你又担心会发生什么？

有人这样回答：

我怕失控，怕失去自我。我怕那样的话，我就不再是完整而纯粹的
"我"了。

你的回答：

_____

_____

_____

_____

_____

可以在内心这样认定：

无论何时何地，全都没有关系。我有我的独立人格，这样的人格让
我快乐。

你的内心，如何认定？

_____

_____

_____

_____

_____

现在再次审视本节开头的那张自测单，感觉如何？我们照例给每一
条消极的念头对应一句积极的主观认定，让它们成为你生活的一部分。
车里念念，上班想想，任何心生负面情绪的时候，都要说给自己听。

如果你也这样想：	那就在内心这样认定：
性让我感到害怕。	放心探索性爱的奥秘，没有关系。
性是肮脏的。	性是温柔而愉悦的，充满爱意。
生殖器很吓人。	生殖器官是我们身体自然的一部分，不仅正常，也具有美感。
床笫之事，我从来没有真正满足过。	性爱中的我，充实而满足。
我身材不够好。	我的身材非常完美。
性爱让我觉得很羞耻。	我要突破自己，完完全全接纳自己。
我有需求，但我说不出口。	我乐于表达自己的欲望，大大方方，随性自在。

（续表）

如果你也这样想：	那就在内心这样认定：
我怎么能有这些欲望呢？上帝不愿看到我这个样子！	性爱是上帝送给我的礼物，他会赞成我追求性爱的美好。
我这样的身体，伴侣是不会喜欢的。	伴侣是一面镜子，反映出我是多么地爱自己的身体。
我怕得病。	天地保护着我，指引着我。
是我自己不够好。	我爱自己，享受性爱。我的内心很坦然。
性是痛苦的。	我会温柔待己，也会温柔对待我的伴侣。

"我允许自己享受自己美好的身体。"

再来一遍！——力量的源泉

♥ 我们每个人都是自己生活的第一责任人。

♥ 我们脑海中的每一个念头，都直接塑造着我们的未来。

♥ 每个人都难免心有怨恨，刻薄苛刻，心有悔愧，讨厌自己，但我们要做的，是不让这些情绪破坏我们的生活。

♥ 不管什么负面情绪，终究不过是自己的想法而已，而想法是可以改变的。

♥ 学会放下过去，学会原谅所有人，包括自己。

♥ 就在当下，肯定自己，接纳自己，这是开启积极改变的金钥匙。

♥ 力量的源泉永远在当下。

15 爱情和亲密关系

"我生活在爱里。我敢于去爱，值得被爱，享受着爱。"

爱情于你，是苦是甜？来自测一下吧！

☐ 我害怕被拒绝。

☐ 根本没有天长地久的爱情。

☐ 我觉得我被困住了，逃不出来。

☐ 爱情令人恐惧。

☐ 爱情中的我没有自己，一切都得按照对方的喜好来。

☐ 如果我多关心一下自己，别人就会离我而去。

☐ 我始终无法做自己。

☐ 是我自己不够好。

☐ 我不想要父母那样的婚姻。

☐ 我不懂如何去爱。

☐ 我会受伤的。

☐ 面对爱的人，我不会拒绝。

☐ 人人都会离我而去。

上面这些话，有多少条戳中了你的内心？亲爱的朋友，或许你急需消除对于爱、对于亲密关系的恐惧。

孩提时代的你，是如何感受到爱的？你的家人是如何表达爱的？动不动就大打出手，大喊大叫？时不时哭哭啼啼，摔门而去？要么掌控欲强，爱管人，爱立规矩，或者一家子都不爱说话，少言寡语？有的人家甚至闹得相互伤害，彼此报复？如果真的是在这样的家庭中长大，那么成年后的你也极有可能存在同样的倾向。同样，你在寻找伴侣时，也极有可能找到有同样倾向的人。这样一来，你在日后很可能重蹈原生家庭的覆辙。

孩提时代的你，内心憧憬着爱，面对的却是痛苦。那么长大后，你大概率会依旧如此，痛苦一个接一个，爱却迟迟不来。这样的人生能否改变？能，当然能，只要你愿意转变内心。和我一起，从今天开始，抛掉原生家庭给你套上的思想枷锁，迎接新的思维，重新敞开心扉。

1. 你的上一段恋情是因何结束的？

_____

_____

_____

_____

2. 上上段恋情呢？又是因何结束的？

_____

_____

―――――――――――――――――――――――

―――――――――――――――――――――――

―――――――――――――――――――――――

也许你所有的恋情宣告结束，无一例外都是因为对方离开了你。你会困惑：为何被抛弃的总是我？其实，这种"被抛弃体质"正是源于原生家庭的影响：或者是父母离异，或者是父母有一方对你不满意，不要你了；又或是家中发生变故，亲人离世。诸如此类，都会给你的心灵埋下阴影。

消除这种阴影，需要你从内心原谅自己的父母，并且告诉自己："我不会再走上这样的老路。"这样做，你既解放了家人，更解脱了自己。

任何习惯，任何模式，若我们总是一遍又一遍地重复，那就说明我们内心潜藏着一个源头。这个源头，恰恰呼应的是我们一贯的想法。倘若没了这个源头，我们自然无须再受其指使，也就无须再被其左右。那么，怎样才能根除这个源头？自我批评没有用，我们终究需要主动放手，从认知上切断它，将它彻底清除出我们的大脑。

📝 镜面训练

看着镜中自己的眼睛，深呼吸，认真对自己说："关于爱情，任何无益于我、有害于我的想法与念头，我都统统抛弃。"在镜前对自己重复五遍，每说一次，意味都要更深一层。一边说，一边回想一下自己经历过的恋情。

📝 问答练习：你是什么恋爱体质？

请认真回答下面的问题。

1. 关于爱情，小时候的你曾有什么样的认识？

_____

_____

_____

_____

2. 在你的工作经历中，是否有哪位老板脾气秉性很像你父母中的一位？如果有，具体都有哪些相似之处呢？

_____

_____

_____

_____

3. 你的爱人是否很像你的父亲或母亲？哪些方面相像呢？

_____

_____

_____

_____

4. 你发现其中的关联了吗?

_____

_____

_____

_____

5. 要摆脱这魔咒一般的循环, 你首先要在内心放下什么, 原谅什么?

_____

_____

_____

_____

6. 换个新的视角, 你希望自己今后的恋情会是什么样的?

_____

_____

_____

_____

旧的想法与思维会一直将你限制在老路上, 思维一天不转变, 你就一天走不出去。你今后的思维方式还未形成, 连你自己都不知道今后会有怎样的思想变化。但你当下的想法, 现有的思维, 却是扎扎实实地存在你的头脑中, 完完全全可控可变。改变与否, 全在于你自己的选择。

决定自己如何思维的，**不是别人，只有我们自己**。很多时候，我们麻木地习惯于某种思维，一遍又一遍地这样想，一次又一次地那样做，看起来像是被惯性推着走，仿佛并非我们自己的选择。但是，即便是惯性使然，那么导致惯性的最初选择也是我们自己做出的。你已经有多久看不到自己的闪光点了？你总觉得自己不够好，不是你真的不够好，而恰恰是你最初就选择认定自己不够好。久而久之，形成惯性。要抛弃旧的想法，需要时间，也需要练习。

📝 问答练习：我是否也能有甜蜜的爱情？

在这里聊聊你的想法吧。认真回答下面的问题，每答一题，别忘了写下积极的主观认定。认定要着眼于当下，改变就趁现在。

1. 我究竟能不能拥有一份亲密的关系？

有人这样回答：不能。一旦对方了解了真实的我，就会被吓跑的。
你的回答：

_____

_____

_____

_____

可以在内心这样认定：我有可爱之处，我值得被人了解。
你的内心，如何认定？

_____

_____

_____

_____

2. 爱情令你恐惧吗?

有人这样回答:没错。我怕对方不忠,怕对方欺骗我。

你的回答:

_____

_____

_____

_____

可以在内心这样认定:爱情中的我,始终安然无恙。

你的内心,如何认定?

_____

_____

_____

_____

3. 一直怀着上一题的恐惧,如今的你怎样了?

有人这样回答:我已经关上了心门,凡人勿进。我拒爱情于千里之外。

你的回答：

_____

_____

_____

_____

可以在内心这样认定：打开我的心门，让爱情光临。我不怕，因为真的没有关系。

你的内心，如何认定?

_____

_____

_____

_____

_____

4. 如果抛开第 2 题中的恐惧，你会担心发生什么?

有人这样回答：再度恋爱，我又会被人利用，然后再次受伤。

你的回答：

_____

_____

_____

_____

_____

可以在内心这样认定：真诚与对方分享自己的内心，不要害怕，没有关系。

你的内心，如何认定？

_____

_____

_____

_____

练习：我有自责，也有骄傲

一味地自责，只会摧毁自己的灵魂，其他什么都改变不了。而夸赞就大不相同，既能筑起灵魂的大厦，又能带来积极的改变。在爱情里，在亲密关系中，有什么事情让你一直自责呢？或许，你学不会向对方倾诉内心，真实的需求总是说不出口？又或者，你对爱情心存恐惧，是个"吸渣体质"，总引来伤害自己的人？请写出两件令你自责的事情。

写完之后，再想一想：我要如何去做，才能避免一错再错呢？

示例：

我批评自己，因为：我眼光有问题，总是选择错的人，给不了我想要的生活。

我表扬自己，因为：我敢于大胆表白，虽然很紧张，很担心，但我做到了。

1. 我批评自己，因为：

_____

_____

_____

_____

_____

我表扬自己，因为：

_____

_____

_____

_____

_____

2. 我批评自己，因为：

_____

_____

_____

_____

_____

我表扬自己，因为：

_____

_____

_____

_____

_____

　　恭喜，亲爱的朋友，一路走到这里，你又扔掉一个旧的思维，抛弃一个旧的习惯了。现在的你，学会了夸奖自己，肯定自己。这个自己，是你此刻的自己，当下的自己！要永远记住：**力量的源泉永远在当下**。

　　好了，让我们再次拿回本节开始的自测单，一一亮出对应的积极认定。我们说好，要在车里说给自己听，要在单位说给自己听，要在任何心生负面情绪之时说给自己听。不要停，让积极的主观认定成为你生活中的一部分！

如果你也这样想：	那就在内心这样认定：
我害怕被拒绝。	我爱自己，认可自己，我是安全的。
根本没有天长地久的爱情。	真爱是永恒的。
我觉得我被困住了，逃不出来。	爱让我自由呼吸。
爱情令人恐惧。	享受爱情，放轻松，没有关系。
爱情中的我没有自己，一切都得按照对方的喜好来。	爱情中的双方是平等的。
如果我多关心一下自己，别人就会离我而去。	我们都懂得自己照顾自己。
我始终无法做自己。	人们爱的是真实的我。
是我自己不够好。	我值得被爱。
我不想要父母那样的婚姻。	我会突破父辈的桎梏，活出自我的精彩。

（续表）

如果你也这样想：	那就在内心这样认定：
我不懂如何去爱。	爱人，爱己，每一天都愈发轻松，愈发容易。
我会受伤的。	越有爱，越安全。
面对爱的人，我不会拒绝。	我们尊重彼此的决定。
人人都会离我而去。	恒久坚韧的爱情，由我自己创造。

"我允许自己享受甜蜜的爱情。"

再来一遍！——力量的源泉

♥ 我们每个人都是自己生活的第一责任人。

♥ 我们脑海中的每一个念头，都直接塑造着我们的未来。

♥ 每个人都难免心有怨恨，刻薄苛刻，心有悔愧，讨厌自己，但我们要做的，是不让这些情绪破坏我们的生活。

♥ 不管什么负面情绪，终究不过是自己的想法而已，而想法是可以改变的。

♥ 学会放下过去，学会原谅所有人，包括自己。

♥ 就在当下，肯定自己，接纳自己，这是开启积极改变的金钥匙。

♥ 力量的源泉永远在当下。

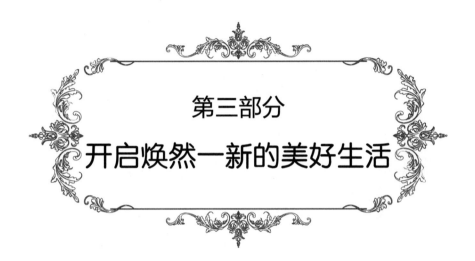

第三部分

开启焕然一新的美好生活

16　我的新画像

"以新的眼睛，看新的自己。我看到了自己的光芒。"

　　为自己画一幅新的自画像吧！如果你惯用右手，这次就试着用左手画；如果你恰好是"左撇子"，这次就试试用右手画。蜡笔、钢笔、水彩笔，随你喜欢。安静地坐下来，闭上眼睛，深呼吸，把手轻轻地放在腹部，找到自己的中心。

　　你是谁？

　　你为何在这里？

　　你来到这个世界，学到了什么？

　　你来到这个世界，想要告诉人们什么？

　　现在的你，有什么样的改变？

请在这里画下自己的样子：

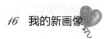

快乐源泉在哪里?

"现在的我，深深明白，能够真正带给我快乐的，就是我自己。"

从翻开这本书的第一页开始，一路走到现在，我们共同探索了生活中那么多的方面。我们一起发现了隐匿的旧想法、旧活法；我们一起卸下了旧担子，扔掉了旧包袱。现在的我们，呼吸着自由的空气，一身轻松；现在的我们，懂得张开双臂，迎接美好的生活。

下面，我们要回答的新问题是：我的快乐源泉在哪里？我们说好了，不许去想那些你根本不想要的东西。要认认真真地想一想，自己想要的到底是什么。把你的快乐源泉写在这里，可以是任何人、任何事情、任何东西，什么都可以。工作、学习、娱乐、家庭、爱情、友情、健康，全都想一想，尽量覆盖生活的方方面面。请列出至少 50 个来。

1.＿＿＿＿＿＿＿＿＿＿＿＿＿＿＿＿＿＿＿＿＿＿＿＿＿＿

2.＿＿＿＿＿＿＿＿＿＿＿＿＿＿＿＿＿＿＿＿＿＿＿＿＿＿

3.＿＿＿＿＿＿＿＿＿＿＿＿＿＿＿＿＿＿＿＿＿＿＿＿＿＿

4.＿＿＿＿＿＿＿＿＿＿＿＿＿＿＿＿＿＿＿＿＿＿＿＿＿＿

5.＿＿＿＿＿＿＿＿＿＿＿＿＿＿＿＿＿＿＿＿＿＿＿＿＿＿

6.＿＿＿＿＿＿＿＿＿＿＿＿＿＿＿＿＿＿＿＿＿＿＿＿＿＿

7.＿＿＿＿＿＿＿＿＿＿＿＿＿＿＿＿＿＿＿＿＿＿＿＿＿＿

8.＿＿＿＿＿＿＿＿＿＿＿＿＿＿＿＿＿＿＿＿＿＿＿＿＿＿

9.＿＿＿＿＿＿＿＿＿＿＿＿＿＿＿＿＿＿＿＿＿＿＿＿＿＿

10.＿＿＿＿＿＿＿＿＿＿＿＿＿＿＿＿＿＿＿＿＿＿＿＿＿＿

11.＿＿＿＿＿＿＿＿＿＿＿＿＿＿＿＿＿＿＿＿＿＿＿＿＿＿

12.＿＿＿＿＿＿＿＿＿＿＿＿＿＿＿＿＿＿＿＿＿＿＿＿＿＿

13._____

14._____

15._____

16._____

17._____

18._____

19._____

20._____

21._____

22._____

23._____

24._____

25._____

26._____

27._____

28._____

29._____

30._____

31._____

32._____

33._____

34._____

35._____

36._____

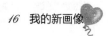

37._____

38._____

39._____

40._____

41._____

42._____

43._____

44._____

45._____

46._____

47._____

48._____

49._____

50._____

　　至少 50 个快乐源泉，都列好了吗？现在，请给每一条都写下一句积极的主观认定。**要相信，任何一位像你一样勇敢尝试过、认真努力过的人，都值得拥有更好的新生活。**

1._____

2._____

3._____

4._____

5._____

6._____

7._____

8. _____

9. _____

10. _____

11. _____

12. _____

13. _____

14. _____

15. _____

16. _____

17. _____

18. _____

19. _____

20. _____

21. _____

22. _____

23. _____

24. _____

25. _____

26. _____

27. _____

28. _____

29. _____

30. _____

31. _____

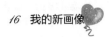

32._____

33._____

34._____

35._____

36._____

37._____

38._____

39._____

40._____

41._____

42._____

43._____

44._____

45._____

46._____

47._____

48._____

49._____

50._____

　　与美好的人为伴，在美好的地方生活，做一件件美好的事，就是生活中最大的乐事。这里还是要再强调一下，并非是这些"乐事"给了我们快乐，能够给予我们快乐的，永远只有我们自己。

　　没错，只有自己能够选择自己的思维，而思维决定了是快乐还是阴郁。所以，要将决定自己快乐与否的权力牢牢地握在自己手中，不要轻易交给别人，交给任何身外之物。学会让自己快乐，这样，所有的美好与绚丽就会接踵而至，源源涌入你的世界，你的生活从此变得丰盈而充实。

📝 镜面训练

看着镜中的自己，做个深呼吸，给自己一个大大的微笑，然后对自己说："我值得更美好的生活。"再次深呼吸，告诉自己："我所列的每一个快乐源泉，我都会从中获得快乐。"再次深呼吸，自信地说："我值得生活中所有的美好。"再次深呼吸，告诉世界："我的心中有爱，我值得被世界钟爱。我爱我自己。"最后，再一次深呼吸，认真地告诉自己："我的世界，一切安好！"

展开你的新篇章

"擦亮全新的眼睛，我看到了全新的自己。"

刚才，你已经列出了属于自己的至少 50 个快乐源泉。相信其中有你所爱的人，有你向往之地，还有你憧憬的其他事情。现在，请把不同的快乐源泉串联起来，编写成一个故事。不要给自己设限，尽情书写，想写多少都可以，随你所愿。

我，_____展开了全新的生活……

_____

_____

_____

_____

_____

_____

_____

_____

_____

_____

_____

_____

视觉化

此刻，你已经写好了自己的新故事。请闭上眼睛，尽情想象自己在故事之中。置身于全新的生活，你感觉如何？老了之后的你是什么样子？尽情想象自己身边美好的人们，家庭和睦，爱情甜蜜，友人亲善。在这个属于你的全新世界里，畅快呼吸，自由奔跑吧！奔向无尽的快乐与幸福。

放松身心，做个冥想

身心的放松，在整个心灵的疗愈过程中是十分重要的。紧张或恐惧状态下，治愈的力量很难自然地流淌进我们的身体和内心。伯尼·西格尔（Bernie Siegel）博士曾谈到，"冥想对于身体的好处是有据可查的。有效的冥想可以降低血压，减缓心率，降低血液中应激激素的水平。如能配合规律的运动，那么冥想的效果会更佳。简而言之，冥想能够缓解身心疲劳，帮助人们活得更好、更久。"

每天只需要花一点点时间，冥想几次，身与心就会双双放松下来。任何时候都可以闭上眼睛，深呼吸两到三次，让紧绷的身心彻底放松。如果时间充裕的话，可以安静地坐下来，甚至躺下来，与自己的身体对话，让整个人完全舒展开来。轻轻地对自己说："我的脚趾是放松的，我的双脚是放松的，我的脚踝也放松了下来……"就这样，从脚趾到头顶，再从头顶到脚趾，让身体的每个部分都不再紧张，彻底放松。从头开始，还是从脚开始，怎么都行，看你自己的选择。

这样一个简单的过程之后，你会获得一段时间的平静。多做几次，化为日常，就会逐渐在自己内心构建起一个宁静的花园，让自己的内心一直平稳、安宁。于心于身，冥想都是积极的，任何时候，任何地方，都可以来上一次。

对大多数人而言，"冥想"二字显得颇为神秘，甚至带有许多宗教色彩。很多人认为冥想对普通人来说很难，离日常生活也很远。但大家有所不知，冥想其实是古老而简单的活动，自古就有，人人可行。的确，有的冥想确实不那么容易，有特定的呼吸方式，还有仪式般的念诵，但那都是专业性冥想，普通人大可不必。我们就要简简单单的冥想即可，随时随地都可以，现在就可以。

我们只需坐下来或者躺下来，闭上眼睛，舒缓呼吸，静静思考，放松自己。随着这一过程，身体自然会慢慢放松下来，无须我们额外再做什么。冥想过程中，我们可以重复说"自我疗愈""内心平和""爱"这样的字眼，或者任何对我们身心有积极意义的词语都可以。可以对自己说："我爱自己！"可以轻轻问自己："我还需要去了解什么呢？"

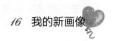

告诉自己："我愿意打开心扉，主动学习。"之后不必再做什么，就静静地待在这里。

坚持下来，内心的答案会在短短一两天之后翩然而至。不必着急，让生活顺其自然。要明白，思绪不停，这是大脑的天性。纷繁的念头一直会有，我们永远不可能叫停。有什么思绪，就任其滑过大脑的天际，没有关系。这一秒，你会发现：哎呀，我在怕这个，我在恼那个！下一秒，你又会发现：哎哟，我在想象这个灾难，回忆那个痛苦！等等，等等，诸如此类，数不清的思绪是无法消除的。但无所谓，不必过分在意就好。尽量让这些想法如流云飘过，如流星划过，之后的内心，就会像一片湛蓝、澄澈的天际。

有人说，坐下别盘腿，双臂别交叉，坐直身体，保持脊柱直立，这样冥想的效果才更好。也许吧，我不确定。如果可以的话，你不妨试试。关于冥想，真正重要的不是姿势，而是要规律地去做。一次、两次就放弃，没什么作用。把它变为生活中的日常，日益累积，效果才会越来越明显。越是规律地冥想，身心才越能进入放松的状态，体现出放松的好处。你内心的彷徨与疑惑，也会越快地找到答案。

还有一个冥想的好方法，非常简单：闭上眼睛，配合呼吸，轻轻数数。吸气时数一，呼气时数二，再吸气时数三，再呼气时数四……就这样，从一数到十，再回到一。在这个过程中，你难免会走神，一不留神就数不下去了。有时发现自己已经数到了十几甚至三十几，没关系，再次回到一就好了。或者有的时候，数着数着思绪就莫名飘走，想到了前天看病时大夫都说了什么，想到了工作中的烦心事，想到一会儿购物要买些什么……都没关系，及时刹车，定定心，回到一，继续深呼吸，再缓缓数到十，再回到一。

　　没有什么方法限制，怎么冥想都是可以的，什么姿势都是恰当的。自己在家，没有问题；看看相关的书，学些不同的冥想法，也没有问题；参加冥想课程，与许多人一起体验，也很不错，任何地点都可以。把冥想当作生活的一部分，你会收获更好的自己。

　　对初学者而言，我建议每天五分钟即可。刚开始的阶段，一下子就做长达二十分钟、半个小时的冥想，会感觉很枯燥，很难坚持下去。一次五分钟，一天做两次，对初学者来说就很不错。如果每天坚持在固定的时间冥想，那么慢慢地，每天一到这个时间，你的身心就会自动发出信号，你会越来越主动，越来越愿意冥想。短短几分钟的冥想，给予整个人绝佳的放松，能够治愈你的身体，疗愈你的心灵。

　　好了，看到了吗？我们一路携手，收获了多少智慧！此刻的你，心中已有答案，可以回答以往生活中所有的困惑，可以化解今后人生中所有的彷徨。连你自己都无法想象，此刻的你是多么智慧，是多么强大！今后的你，可以把自己照顾得很好，可以回答自己内心所有的问题。读罢这本书，不要忘记这个小小的经历。我的文字，我的话语，请不要忘记。余生的你，会安稳、安全，会充满力量，散发无穷光芒！

　　＊我是露易丝·海。我会一直在你身边，支持你，爱着你。＊

一段文字送给你，结束我们这次心灵之旅

所有的过去都已过去，过去早已随风飘散，化为空气。

今天的我，自由自在，呼吸畅快。

我已焕然新生，自尊，自爱，自信。

爱自己，肯定自己。我明白，我有无限的能力。

我相信，我是金灿灿的向日葵，肆意生长，随心变换，追随阳光。

今天的我，充满力量。今天的我，与生活携手，笑对所有。

我有天地的能量，宇宙的智慧，有神明为我指引人生的方向。

生命的进程中，我一路安好，奔向最美的自己。

轻松自在，欢乐洒脱，我已焕然新生，来到自己选择的天地。

面对生活所有的恩赐，面对如此美好的自己，我无限感激。

我是生活的宠儿，今后的路，会繁花似锦，步步绚丽。

我的世界，一切都好！